全国药学、中药学类专业实验实训数字化课程建设

药剂学实验操作技术

YAOJIXUE SHIYAN CAOZUO JISHU

主编 刘 芳 高 森

手机扫描注册
观看操作视频
一书一码

北京科学技术出版社

图书在版编目（CIP）数据

药剂学实验操作技术/刘芳，高森主编．—北京：北京科学技术出版社，2019.6

全国药学、中药学类专业实验实训数字化课程建设

ISBN 978-7-5714-0341-6

Ⅰ.①药…　Ⅱ.①刘…　②高…　Ⅲ.①药剂学－实验－高等职业教育－教材　Ⅳ.①R94-33

中国版本图书馆 CIP 数据核字（2019）第 117792 号

药剂学实验操作技术

主　　编：刘　芳　高　森
策划编辑：曾小珍　张　田
责任编辑：张青山
责任校对：贾　荣
责任印制：李　茗
封面设计：铭轩堂
版式设计：崔刚工作室
出 版 人：曾庆宇
出版发行：北京科学技术出版社
社　　址：北京西直门南大街 16 号
邮政编码：100035
电话传真：0086-10-66135495（总编室）
　　　　　0086-10-66113227（发行部）　0086-10-66161952（发行部传真）
电子信箱：bjkj@bjkjpress.com
网　　址：www.bkydw.cn
经　　销：新华书店
印　　刷：河北鑫兆源印刷有限公司
开　　本：787mm×1092mm　　1/16
字　　数：180 千字
印　　张：6.5
版　　次：2019 年 6 月第 1 版
印　　次：2019 年 6 月第 1 次印刷
ISBN 978-7-5714-0341-6//R·2639

定　　价：45.00 元

全国药学、中药学类专业实验实训数字化课程建设

总 主 编

张大方

长春中医药大学、东北师范大学人文学院　教授

方成武

安徽中医药大学　教授

张彦文

天津医学高等专科学校　教授

张立祥

山东中医药高等专科学校　教授

周美启

亳州职业技术学院　教授

朱俊义

通化师范学院　教授

马　波

安徽中医药高等专科学校　教授

张震云

山西药科职业学院　教授

编者名单

主　编　刘　芳　高　森

副主编　朱金燕　王金凤

编　者（以姓氏笔画为序）

马　丽（安庆医药高等专科学校）

马思提（山东中医药高等专科学校）

王金凤（廊坊卫生职业学院）

朱金燕（安庆医药高等专科学校）

刘　芳（天津医学高等专科学校）

刘娱姗（安徽中医药高等专科学校）

佟　玲（天津医学高等专科学校）

党　莉（山西药科职业学院）

高　森（天津医科大学总医院）

主　审　张　坤（天津红日康仁堂药业有限公司）

总前言

　　为贯彻教育部有关高校实验教学改革的要求,即"注重增强学生实践能力,培育工匠精神,践行知行合一,多为学生提供动手机会,提高解决实际问题的能力",满足培养应用型人才的迫切需求,我们组织全国20余所院校的优秀教师、行业专家启动了"全国药学、中药学类专业实验实训数字化课程建设"项目。

　　本套教材以基本技能与方法为主线,归纳每门课程的共性技术,以制定规范化操作为重点,将典型实验实训项目引入课程之中,这是本套教材改革创新点之一;将不同课程的重点内容纳入综合性实验与设计性实验,培养学生独立工作的能力与综合运用知识的能力,体现了"传承有特色,创新有基础,服务有能力"的人才培养要求,这是本套教材改革创新点之二;在专业课实验实训中设置了企业生产流程、在基础课中设置了科学研究案例,注重课堂教学与生产、科研相结合,提高人才培养质量,改变了以往学校学习与实际应用脱节的现象,这是本套教材改革创新点之三;注重培养学生综合素质,结合每门课程的特点,将实验实训中的应急处置纳入教材内容之中,提高学生的专业安全知识水平与应用能力,将实验实训后的清理工作与废弃物的处理列入章节,增强学生的责任意识与环保意识,这是本套教材改革创新点之四。

　　该系列实验教材,经过3年的使用,反响很好,解决了以往教与学的关键问题,同时也发现有些实验需进一步规范化、有些实验内容需进一步优化。在此基础上,我们开展了对纸质教材配套视频的摄制工作。将纸质教材与教学视频相结合,将更有利于突出实验的可视性,使不同学校充分利用这一教学资源,提高教学质量,这是本教材的又一特点。

　　教学改革是一项长期的任务,尤其是实验实训教学,更需要在实践中不断探索。对本套教材编写中可能存在的缺点与不足,恳请各位读者在使用过程中提出宝贵意见和建议,以期不断完善。

张大方

2019 年 2 月

前　言

　　药剂学是将原料药物制备成药物制剂的一门科学,是研究药物制剂的处方设计、基本理论、质量控制、制备工艺和合理应用的综合性、实践性学科。药剂学的宗旨是制备安全、有效、稳定、使用方便的药物制剂。实验是一门应用性很强的学科,是学习药剂学重要的一环。本教材秉承强调基础理论、基本知识和基本技能的宗旨,帮助学生通过药剂学实验操作课程进一步掌握主要剂型的理论知识、处方设计原理、制备方法;熟悉不同剂型在体外释药及其速度常数测定;了解常用制剂机械。此外,本教材着重培养学生独立进行实验、分析问题和解决问题的能力,并引导学生面向未来、面向技术进步和技术创新。

　　本教材力求对接专业人员就业岗位素质、知识、技能,在内容的总体安排上,包括实验室安全管理、普通剂型的制备、新技术与新制剂、综合训练的设计性实验、贴近岗位的见习实践等,特别加入医院药学服务人员静脉药物配置岗位实践项目。本教材包括第一部分常用剂型制备基本操作、第二部分综合性实训和第三部分实践与应用,共10个项目、34个任务。

　　本教材编写得到了天津医学高等专科学校、天津医科大学总医院、安庆医药高等专科学校、廊坊卫生职业学院、安徽中医药高等专科学校、山东中医药高等专科学校、山西药科职业学院、天津红日康仁堂药业有限公司等单位的大力支持,在此表示衷心的感谢!

　　本教材实验内容丰富,涉及内容广泛,可供药学、药品生产技术、药物制剂技术类专业的学生使用,也可作为医院药房、研究机构、药厂等单位中从事药物制剂开发与质量控制人员的参考用书。

　　由于编写时间仓促,业务水平有限,不足之处在所难免。希望广大师生在使用过程中提出宝贵意见,以便进一步修订和完善。

编　者

2019 年 2 月

目　录

第一部分 常用剂型制备基本操作

项目一 实验室安全与管理

任务一 实验室消防安全与基本措施

> **《中华人民共和国安全生产法》**
>
> **第一条** 为了加强安全生产工作,防止和减少生产安全事故,保障人民群众生命和财产安全,促进经济社会持续健康发展,制定本法。
>
> **第二条** 在中华人民共和国领域内从事生产经营活动的单位(以下统称生产经营单位)的安全生产,适用本法。

实验室人员日常工作中应熟知安全设施、所在位置及使用方法,明确自己所在位置及最佳逃生路线。实验室常用的消防设施主要有沙箱、灭火毯、灭火器。

实验室常见火源:明火(酒精灯、火柴)、火星(电源开关、摩擦)、热源(电热板、灯丝、电热套、烘箱、散热器、可移动加热器)、静电电荷等。

一、实验目的

(1)掌握灭火毯、二氧化碳灭火器的使用方法。

(2)熟悉沙箱、干粉灭火器的使用与应用范围。

(3)了解不同灭火器的适用范围。

二、实验材料

灭火毯、干粉灭火器、二氧化碳灭火器。

三、实验原理

灭火毯又称消防毯、阻燃毯、逃生毯,是由玻璃纤维等材料经过特殊处理编织而成的织物,具有不燃、耐高温(550～1100℃)、质地柔软、不刺激皮肤等特点,能起到隔离热源及火焰的作用,对需远离热源体的人、物是一个理想有效的外保护层,可用于扑灭油锅火、酒精灯或者披覆在身上逃生。

常见的灭火器按所充装的灭火剂不同主要分为水基型灭火器、泡沫灭火器、干粉灭火器、二氧化碳灭火器。对于不同类型的火灾,要根据场所的火灾种类选择不同种类的灭火器。如灭火器选用不当,不仅灭不了火,还有可能引起化学反应,甚至造成爆炸伤人事故(表1-1)。

表 1-1 不同灭火器适用范围

常见灭火器种类	适用范围
干粉灭火器	ABC 干粉灭火器适用于各类初起火灾,BC 干粉灭火器不适用于固体可燃物火灾,两者都不能用于金属火灾
二氧化碳灭火器	适用于 A、B、C 类火灾,不适用于金属火灾。对于棉麻、纺织品火灾扑救,应注意防止复燃。适用于实验室大型仪器火灾扑救
水基型灭火器	可用于扑救带电设备火灾

注:A 类火灾指固体物质火灾,如木料、布料、纸张、橡胶、塑料等燃烧形成的火灾;B 类火灾指液体火灾和可溶化的固体物质火灾,如可燃易燃液体和沥青、石蜡等燃烧形成的火灾;C 类火灾指气体火灾,如煤气、天然气、甲烷、氢气等燃烧形成的火灾;D 类火灾指金属火灾,如钾、钠、镁等金属燃烧形成的火灾。

四、实验内容

(一)灭火毯的使用

灭火毯使用方法:在起火初期,将灭火毯直接覆盖住火源,火源可在短时间内被扑灭。

1. 灭火毯日常放置 通常将灭火毯固定或放置于比较显眼且能快速拿取的墙壁上或桌面。

2. 取出灭火毯 当发生火灾时,双手握住灭火毯袋外两根黑色拉带快速取出灭火毯。

3. 打开灭火毯 将灭火毯抖开,双手展开,呈盾牌状。

4. 灭火方式 将灭火毯覆盖在着火物体上,同时切断电源或气源,并积极采取灭火措施直至着火物体完全熄灭。若人身上着火,可将毯子打开,包裹于着火人身上扑灭火源,并迅速拨打 120 急救电话。

通常应该定期检查灭火毯完整程度,如发现灭火毯有破损等现象,及时进行更换。

(二)干粉灭火器的使用

干粉灭火剂是由具有灭火效能的无机盐和少量的添加剂经干燥、粉碎、混合而成的微细固体粉末组成,具有无毒、无腐蚀和用后便于清理被救物品的优点,可以扑救油类、电气类火灾。其主要原理是通过在加压气体作用下喷出的粉雾与火焰接触、混合发生物理、化学作用灭火。

使用口诀:提、拉、握、压。

(1)将灭火器提到距火源适当距离,一般为 5m,选择上风位置或者侧风方向接近火点的位置。

(2)先将灭火器上下颠倒几次,使筒内的干粉松动。

(3)然后让喷嘴对准燃烧最猛烈处,拔去保险销。

(4)握住灭火器喷管对准火源的根部。

（5）压下压把,灭火剂便会喷出灭火。

（6）熄灭后以水冷却除烟,防止复燃。

(三)二氧化碳灭火器的使用

二氧化碳灭火器的灭火原理主要是窒息作用和部分冷却作用。灭火时,二氧化碳气体包围在燃烧物体的表面或分布于较密闭的空间中,排除空气,降低可燃物周围或防护空间内的氧浓度,产生窒息作用。此外,二氧化碳从储存容器中喷出时,由液体汽化成气体,可以吸收周围部分热量,从而起到冷却的作用。

使用方法:不需摇动,其他与干粉灭火器相同,先拔出保险销,再压合压把,将喷嘴对准火焰根部喷射。

使用时防止皮肤直接接触喷筒和喷射胶管,以免造成冻伤。扑救电器火灾时,如果电压超过600V,须先切断电源,再灭火。若在室内窄小空间使用二氧化碳灭火器,灭火后操作者应迅速离开,以防窒息。

注意事项:灭火器有效期。指针在绿区表示正常;红区表示压力不足,需到消防器材维修单位加压;黄区表示压力充足,超出正常范围,稍超过黄区一点不影响使用,但注意不要放置在高温场所。

任务二　消除静电的基本措施

完善有效地消除静电对药物制剂生产过程及制药企业药品生产中安全防护、保障药品质量都有一定的重要意义,防静电工程要依照不同企业和不同作业对象的实际情况,制定相应的对策,其措施应是系统的、全面的。

一、实验目的

（1）熟悉药物制剂过程中的静电危害。

（2）了解常规生产中消除静电的基本措施。

二、消除静电的基本措施

1. **接地**　即将一些防静电产品或者其他设备连接到一根地线上,从而将导体(如人体)上积聚的静电导走。采用埋地线的方法建立"独立"地线,使地线与大地之间的电阻<10Ω,泄放导体上可能集聚的电荷。接地通过以下方法实施:①人体通过手腕带接地;②人体通过防静电鞋(或鞋带)和防静电地板接地;③工作台面接地;④测试仪器、工具夹、烙铁接地;⑤防静电地板、地垫接地;⑥防静电转运车、箱、架尽可能接地;⑦防静电椅接地。

2. **防静电安全工作台**　由工作台、防静电桌垫、腕带接头和接地线等组成。必要时,还可配备除静电设备。防静电桌垫上应有两个以上的腕带接头,分别供操作人员、技术人员和检验人员使用。工作台上禁止堆放塑料盒、橡皮、纸板、玻璃等,易产生静电的杂物、图纸资料应放入防静电文件袋内。

3. **静电消除设备**　选用离子风机可把随时产生的静电快速地消除。

4. **防静电服**　进入防静电工作区的人员须穿防静电工作服,特别是在相对湿度小于50%的干燥环境中(如冬季)。

5. **防静电鞋**　进入防静电工作区的人员应该穿防静电鞋。穿普通鞋的人员可选用导电鞋束、防静电鞋套或脚跟带。

任务三　药品生产不良事件调查与分析

一、实验目的

通过对药品生产不良事件案例的分析,提升学生在药品生产、流通、使用过程中的质量意识,提高对药剂学技能支撑岗位的职业道德重要性的认知。

二、相关法律法规概述(表 1-2)

表 1-2　药剂学技能支撑主要就业岗位中相关法律法规要求

法律法规名称	颁布时间	条款内容	从业人员资质要求
《中华人民共和国药品管理法》	现行版本为 2015 年版,2018 年 10 月,药品管理法修正草案提交全国人大常委会审议	第二章　药品生产企业管理	依法经过资格认定的药学技术人员、工程技术人员及相应的技术工人
《药品生产质量管理规范》	2010 年修订	全篇	第二十一条 企业应配备足够数量并具有适当资质(含学历、培训和实践经验)的人员从事管理和各项操作,应明确规定每个部门和每个岗位的职责。所有人员应明确并理解自己的职责,熟悉与其职责相关的要求,并接受必要的培训,包括上岗前培训和继续培训
			第二十二条 不同岗位的人员均应有详细的书面工作职责,并有相应的职权,其职能可委托给具有相当资质的指定代理人。每个人所承担的职责不应过多,以免导致质量风险。岗位的职责不得有空缺,重叠的职责应有明确的解释
《中华人民共和国药典》	2015 年 6 月由中国医药科技出版社出版	全篇	四部收载通则,包括:制剂通则、检验方法、指导原则、标准物质和试液试药相关通则、药用辅料等
《中国执业药师职业道德准则》	2007 年 3 月发布,2009 年 6 月修订	全篇	1. 救死扶伤,不辱使命 2. 尊重患者,平等对待 3. 依法执业,质量第一 4. 进德修业,珍视声誉 5. 尊重同仁,密切协作

三、案例内容

1. **药用辅料** 2005 年 9 月,齐齐哈尔第二制药有限公司购入了标识为江苏省中国地质矿业公司泰兴化工总厂的丙二醇作为药用辅料,用于亮菌甲素注射液的生产,该辅料经检验为二甘醇。结果导致多人急性肾衰竭。

问题:

丙二醇和二甘醇各有何作用?区别是什么?

2. **灭菌影响因素** 安徽华源生物药业有限公司生产的克林霉素磷酸酯葡萄糖注射液(欣弗)引发的药品不良事件,导致多人死亡。

问题:

(1)引起欣弗事件的原因是什么?

(2)如何避免类似事件的发生?

3. **药品污染** 2007 年 7 月至 8 月间,上海华联制药厂生产的数批次甲氨蝶呤及阿糖胞苷注射剂中混入长春新碱,注入患者体内后,对身体的中枢神经系统造成了严重损害,导致绝大多数使用问题药品的患者下肢疼痛、麻木、继而萎缩,无法直立和正常行走。

问题:

甲氨蝶呤和阿糖胞苷中,为什么会混入硫酸长春新碱呢?

四、实验内容

1. **小组研讨** 熟悉案例,分组讨论、分析,每组推选代表发言,最后由教师点评、总结。

2. **调研拓展** 通过文献检索查找药品生产不良事件,了解引发原因,进行归类。

任务四 环保与个人防护

《中华人民共和国环境保护法》

第一条 为保护和改善生活环境与生态环境,防治污染和其他公害,保障人体健康,促进社会主义现代化建设的发展,制定本法。

第三条 本法适用于中华人民共和国领域和中华人民共和国管辖的其他海域。

第六条 一切单位和个人都有保护环境的义务,并有权对污染和破坏环境的单位和个人进行检举和控告。

一、环境

《GB 8978-1996 污水综合排放标准》适用于现有单位水污染物的排放管理以及建设项目的环境影响评价、建设项目环境保护设施设计、竣工验收及其投产后的排放管理。

> 《GB 16297-1996 大气污染物综合排放标准》规定了 33 种大气污染物的排放限值。
>
> 制药产业的污染物排放应符合下列相关的标准。
>
> 《GB 8978-1996 污水综合排放标准》
>
> 《GB 21905-2008 提取类制药工业水污染排放标准》
>
> 《GB 21906-2008 中药类制药工业水污染排放标准》等

1. 实验室废弃物收集的一般办法

(1)分类收集法。按废弃物的类别、性质和状态不同,分门别类收集。

(2)按量收集法。根据实验过程中排出的废弃物的量的多少或浓度高低予以收集。

(3)相似归类收集法。性质或处理方式、方法等相似的废弃物应收集在一起。

(4)单独收集法。危险废弃物应予以单独收集处理。

2. 实验室废液处理的一般原则　　尽量浓缩废液,使其体积变小,放在安全处隔离储存。利用蒸馏、过滤、吸附等方法,将危险物分离,弃去安全部分。无论液体或固体,凡能安全焚烧的则焚烧,但数量不宜太大,焚烧时切勿残留有害气体或烧余物;如不能焚烧时,要选择安全场所填埋,不可使其裸露在地面上。废液应根据其化学特性选择合适的容器和存放地点,通过密闭容器存放,不可混合贮存,标明废物种类、贮存时间,定期处理。

二、个人防护

1. 眼睛及脸部的防护

(1)全防护眼镜。眼睛和脸部是实验室中最易被事故伤害的部位,因而对它们的保护尤为重要。实验室内,所有实验人员必须佩戴安全防护眼镜。来访者参观实验室也必须佩戴安全眼镜。

(2)当化学物质溅入眼睛后,应立即用水彻底冲洗。冲洗时,应将眼皮撑开,小心地用自来水冲洗数分钟,再用蒸馏水冲洗,然后去医务室进行治疗。

(3)面部防护用具用于保护脸部和喉部。为了防止可能的爆炸及实验产生的有害气体造成伤害,可佩戴有机玻璃防护面具或呼吸系统防护用具。

2. 手的防护

(1)在实验室中为了防止手受到伤害,可根据需要选戴各种手套。当接触腐蚀性物质、边缘尖锐的物体(如碎玻璃、木材、金属碎片)、过热或过冷的物质时,均须戴手套。

(2)手套必须爱护使用,以保证其有效的防护作用。手套每次使用前都必须查看,以确保无破损。防护手套主要有以下几种。

1)聚乙烯一次性手套。用于处理腐蚀性固体药品和稀酸(如稀硝酸)。但该手套不能用于处理有机溶剂,因为许多溶剂可以渗透过聚乙烯,从而在手套缝合处产生破洞。

2)医用乳胶手套。①该类手套由乳胶制成,经处理后可重复使用。由于这种手套较短,应注意保护手臂。②该手套不适于处理烃类溶剂(如乙烷、甲苯)及含氯溶剂(如氯仿),因为这些溶剂会造成手套溶胀而损坏。

3)橡胶手套。橡胶手套较医用乳胶手套厚。适于较长时间接触化学药品。

4)薄布手套。一般在操作分析天平、物化仪器等精密仪器时使用。

5)帆布手套。一般用于高温物体。

6)纱手套。一般用于机械操作。

3. 脚的防护　不得穿凉鞋、拖鞋以及高跟鞋进入实验室。应穿平底、防滑、合成皮或皮质的满口鞋。

4. 身体的防护　所有人员进入实验室必须穿工作服,其目的是为了防止皮肤和衣着受到化学药品的污染。

(1)工作服一般不耐化学药品的腐蚀,故当其受到严重腐蚀后,工作服必须更换。

(2)为了防止工作服上附着的化学药品的扩散,工作服不得穿到其他公共场所如食堂、会议室等。

(3)每周清洗工作服1次。

项目二　液体制剂的制备

任务一　溶液剂和溶胶剂的制备

一、实验目的

(1)掌握溶液剂、溶胶剂的制备方法、工艺流程。

(2)熟悉复方碘口服液、单糖浆、樟脑醑、胃蛋白酶合剂、心电图导电胶等制剂的应用与特点。

二、实验材料

实验药品:碘(分析纯)、碘化钾(分析纯)、蔗糖(分析纯)、樟脑(分析纯)、乙醇(分析纯)、胃蛋白酶(分析纯)、氯化钠(分析纯)、甘油(分析纯)、羟苯乙酯(分析纯)、羧甲基纤维素钠(分析纯)、氯化钠(分析纯)、淀粉(分析纯)、香精、稀盐酸、橙皮酊、蒸馏水等。

实验器材:烧杯、量杯、量筒、玻璃棒、药匙、托盘天平、电子天平、乳钵、玻璃漏斗、保温漏斗、电炉、水浴锅、温度计、滤纸、称量纸等。

三、实验原理

1. 基本概念　液体制剂指药物以一定形式分散于液体介质中制成的液体分散体系,可供内服和外用。按分散系统不同可分为均匀分散的液体制剂和非均匀分散的液体制剂。溶液剂是指药物以分子或离子状态分散于溶剂中制成的澄明的液体制剂,属于均匀分散的液体制剂。根据其溶质和溶剂不同可分为:溶液剂、糖浆剂、甘油剂、芳香水剂、醑剂、高分子溶液剂等。

2. 实验原理　溶液剂的制法有溶解法、稀释法和化学反应法,其中溶解法应用最广泛。高分子溶液制备与低分子溶液类似,但因其溶质为高分子化合物,溶解方法和溶解快慢不同,通常将形成高分子溶液的过程称为胶溶,胶溶需经过有限溶胀和无限溶胀过程。有限溶胀是水分子进入高分子间空隙,使其体积增大的过程。无限溶胀是水分子不断进入高分子的分子间隙,降低了高分子化合物的分子间力,使溶胀继续进行,最后完全分散在水中形成高分子溶液。

四、实验内容

(一)低分子溶液剂的制备

1. 复方碘口服液

[处方]

碘	5g
碘化钾	10g
蒸馏水	适量
制成	100ml

[制法]

取碘化钾,加入少量蒸馏水约10ml溶解配成碘化钾的近似饱和溶液,加入碘搅拌使之完全溶解,再加入蒸馏水适量至100ml,即得。

[质量要求]

本品为深棕色澄明溶液,有碘臭。故含碘量应为4.5%～5.5%,含碘化钾量应为9.5%～10.5%。

[制剂评注及注意事项]

(1)本片主要用于甲状腺功能亢进的辅助治疗。

(2)碘具有腐蚀性,称量时可用蜡纸、玻璃纸或玻璃器皿,以防腐蚀天平,且不得接触皮肤与黏膜。常温下碘易升华,故不宜久置于空气中。

复方碘口服液的制备

(3)处方中碘化钾起助溶剂作用,因碘有挥发性又难溶于水(1:2950),碘在碘化钾饱和溶液中溶解度最大,且碘可与碘化钾生成易溶性的配合物,此配合物可减少刺激性。结合形式如下:

$$I_2 + KI \rightarrow KI_3$$

在制备时,为了使碘能迅速溶解,宜先将碘化钾加适量蒸馏水(1:1)配成近饱和溶液,然后加入碘溶解,同时因碘具有挥发性,宜先将碘化钾溶液配制好再称取碘。

(4)碘溶液具氧化性,应贮于密闭玻璃瓶内,且不得直接与木塞、橡胶塞及金属塞接触,可加一层玻璃纸衬垫,避免腐蚀。

2. 单糖浆 糖浆剂系指含有原料药物的浓蔗糖水溶液。单糖浆系指浓蔗糖配成的近饱和水溶液。

[处方]

蔗糖	85g
蒸馏水	适量
制成	100ml

[制法]

取蒸馏水适量,煮沸,加入蔗糖搅拌溶解后,继续加热至100℃,趁热用三层纱布保温过

滤,再加入蒸馏水适量至 100ml,即得。

[质量要求]

本品为无色或淡黄色的澄明液体,含蔗糖量为 85%(g/ml)或 64.7%(g/g)。

[制剂评注及注意事项]

(1)本品在制剂中可用于矫味剂、黏合剂、助悬剂等。

(2)单糖浆的制备可采用热溶法和冷溶法。本操作采用热溶法,其蔗糖溶解速度快,在加热时,温度不宜过高,时间不宜过长,防止蔗糖焦化与转化,影响制剂质量。

单糖浆的制备

3．樟脑酊

[处方]

樟脑	10g
乙醇	适量
制成	100ml

[制法]

取樟脑加乙醇约 80ml 溶解后滤过,再加乙醇使成 100ml,即得。

[质量要求]

本品为无色澄明液体,含樟脑 9.2%～10.4%。含醇 80%～87%。

[制剂评注及注意事项]

(1)本品为局部刺激药,主要用于神经痛、关节痛、肌肉痛和未破的冻疮。

(2)因本品遇水易析出结晶,故所用器材及包装材料均应清洁干燥。樟脑与乙醇均是挥发性物质,包装时应密封贮藏,以防挥发。

(二)高分子溶液剂的制备

1．胃蛋白酶合剂　合剂系指饮片用水或其他溶剂,采用适宜的方法提取制成的口服液体制剂(单剂量灌装者也称"口服液")。

[处方]

胃蛋白酶	2g
稀盐酸	2ml
橙皮酊	2ml
单糖浆	10ml
羟苯乙酯溶液(5%)	1ml
蒸馏水	适量
制成	100ml

[制法]

取稀盐酸、单糖浆加入 80ml 蒸馏水中混匀,缓缓加入橙皮酊、羟苯乙酯溶液(5%),边加边搅拌,然后将胃蛋白酶分次缓缓撒于液面上,待其自然膨胀溶解后,再加入蒸馏水使成 100ml,轻轻摇匀,分装,即得。

[质量要求]

本品为淡黄色胶体溶液,有橙皮芳香气、味酸甜。本品含胃蛋白酶应为 2%(g/ml)。

[制剂评注及注意事项]

(1)本品为助消化药。主要用于胃蛋白酶缺乏引起的消化不良。

(2)胃蛋白酶极易吸潮,称取操作应迅速。称完后应及时分次撒于液面上,不宜长时间露置于空气当中。

(3)pH是影响胃蛋白酶活性的主要因素之一,酸性过强可破坏其活性,故配制时应先将稀盐酸用适量水稀释。

(4)溶解胃蛋白酶时,将其撒于含适量稀盐酸的蒸馏水液面上,静置令其自然膨胀胶溶。不得用热水溶解或加热助溶,以防其失去活性。也不能强力搅拌以及用脱脂棉、滤纸过滤,这些操作对其活性和稳定性均有影响。

(5)本品在制备中若必须过滤时,滤材先用相同浓度的稀盐酸润湿以饱和滤材表面电荷,然后过滤,消除滤材对胃蛋白酶活力的影响。

(6)本品不稳定,久置易减效,所以不宜大量调配,宜新鲜配制。

2.羧甲基纤维素钠胶浆

[处方]

羧甲基纤维素钠	2.5g
甘油	30ml
羟苯乙酯溶液(5%)	2ml
香精	适量
乙醇	适量
蒸馏水	适量
制成	100ml

[制法]

先取羧甲基纤维素钠用少量乙醇润湿,再分次加入50ml的热蒸馏水(水浴加热70℃左右)中,轻加搅拌使其溶解,然后加入甘油、羟苯乙酯溶液(5%)、香精,最后添加蒸馏水至100ml,搅匀,即得。

[质量要求]

本品为含羧甲基纤维素钠2.5%的黏稠胶浆剂。

[制剂评注及注意事项]

(1)本品为润滑剂。主要用于腔道检查时,起润滑作用。

(2)羧甲基纤维素钠遇阳离子型药物及碱土金属、重金属盐会发生沉淀,故不宜用季铵盐类和汞类防腐剂。

(3)羧甲基纤维素钠于60℃以下加热稳定,超过80℃长时间加热,黏度降低。本品为弱酸盐,当溶液中因加酸使pH<2时,可析出其游离酸(沉淀);当pH>10时,黏度迅速下降。溶液中加入多价金属离子可产生沉淀。

3.心电图导电胶

[处方]

氯化钠	18g
淀粉	20g
甘油	20g

羟苯乙酯溶液(5%)	0.6ml
蒸馏水	适量
制成	100ml

[制法]

取氯化钠溶于约 50ml 的蒸馏水中,加入羟苯乙酯溶液(5%),加热至沸,另取淀粉用少量蒸馏水调匀,将上述氯化钠溶液趁热倒入并搅拌制成糊状,加入甘油,最后加蒸馏水至 100ml,搅匀,即得。

[制剂评注及注意事项]

(1)本品主要用于心电图检查。

(2)溶解淀粉需用少量的蒸馏水调匀,否则热的氯化钠溶液冲浆时,可能导致产品不易成糊状或黏度太小。

(3)羟苯乙酯溶液遇到金属易发生化学变化,因此,配制及储藏过程中应避免接触金属器具。

心电图导电
胶的制备

(三)溶胶剂的制备

甲酚皂溶液

[处方]

甲酚	50ml
植物油	17.3g
氢氧化钠	2.7g
蒸馏水	适量
制成	100ml

[制法]

(1)取氢氧化钠溶于约 10ml 的蒸馏水中。

(2)蒸发皿称取植物油 17.3g,水浴加热至 80℃。

(3)向植物油中加入氢氧化钠溶液,用玻璃棒不断搅拌,促进皂化反应发生,当皂体颜色加深呈透明状时为止,检测皂化反应是否完全:取皂化反应液 5ml,加水 95ml,混匀,溶液澄清,则认为皂化完成。

(4)量取 50ml 甲酚加入蒸发皿中,搅拌至皂块全溶,放冷。

(5)将蒸发皿内液体转移至量筒中,再添加蒸馏水使成 100ml,混匀即得。

[质量要求]

本品为黄棕色黏稠液体,具有甲酚臭味。含甲酚应为 48%～52%(ml/ml)。

[制剂评注及注意事项]

(1)本品为消毒防腐药。

(2)处方中氢氧化钠与植物油起皂化反应生成钠皂作为增溶剂,增大甲酚的溶解度而形成溶胶剂。

五、思考题

(1)复方碘口服液中碘化钾的助溶原理是什么?

(2)芳香水剂制备时为什么要选用精制的滑石粉为分散剂?

(3)制备单糖浆可采用冷溶法和热溶法,各自的特点是什么?

(4)影响胃蛋白活力的因素有哪些?

(5)制备羧甲基纤维素钠胶浆时应注意哪些问题?

任务二 混悬剂的制备

一、实验目的

(1)掌握混悬型液体制剂的制备方法与流程。

(2)学会混悬剂稳定剂的选择及质量评定方法。

二、实验材料

实验药品:炉甘石(分析纯)、氧化锌(分析纯)、西黄蓍胶(分析纯)、枸橼酸钠(分析纯)、氯化铝(分析纯)、硫酸锌(分析纯)、沉降硫(分析纯)、樟脑醑(分析纯)、甘油(分析纯)、苯扎溴铵(分析纯)、聚山梨酯80(分析纯)、蒸馏水。

实验器材:烧杯、量杯、量筒、玻璃棒、托盘天平、乳钵、乳杵、具塞量筒。

三、实验原理

1. **基本概念** 混悬剂系指难溶性固体药物以微粒状态分散于分散介质中形成的非均相的液体制剂。药物微粒一般在 $0.5\sim10\,\mu m$。

2. **实验原理** 混悬剂是一种动力学及热力学不稳定的分散体系,为了提高物理稳定性,在处方中常常加入稳定剂,主要包括助悬剂、润湿剂、絮凝剂和反絮凝剂等。

制备混悬剂时,应使混悬微粒有适当的分散度、粒度均匀,以减小微粒的沉降速度,使混悬剂处于稳定状态。混悬剂的制备分为分散法和凝聚法。分散法是将粗颗粒的药物粉碎成符合混悬剂微粒要求的分散程度,再分散于分散介质中制备混悬剂的方法。

分散法制备混悬剂时,小量制备可用乳钵,大量生产可用乳匀机、胶体磨等机械。有多种混悬剂的评价方法,如粒径的测定、沉降容积比的测定和重新分散试验等。

四、实验内容

1. **炉甘石洗剂**

[处方]

处方	1	2	3	4
炉甘石(7 号筛粉)	4g	4g	4g	4g
氧化锌(7 号筛粉)	4g	4g	4g	4g
甘油	5ml	5ml	5ml	5ml
西黄蓍胶		5% 5ml		
三氯化铝			5% 5ml	
枸橼酸钠				5% 5ml
蒸馏水	加至 50ml	加至 50ml	加至 50ml	加至 50ml

［制法］

处方 1　将炉甘石、氧化锌分别过 7 号筛，在乳钵中混合均匀，再加甘油和少量蒸馏水研成细糊状，转移至具塞量筒中，加蒸馏水至足量。

处方 2　将炉甘石、氧化锌分别过 7 号筛，在乳钵中混合均匀，再加甘油和少量蒸馏水研成细糊状，再加入西黄蓍胶浆混匀，转移至具塞量筒中，加蒸馏水至足量。

处方 3　将炉甘石、氧化锌分别过 7 号筛，在乳钵中混合均匀，再加甘油和少量蒸馏水研成细糊状，再加入三氯化铝水溶液混匀，转移至具塞量筒中，加蒸馏水至足量。

处方 4　将炉甘石、氧化锌分别过 7 号筛，在乳钵中混合均匀，再加甘油和少量蒸馏水研成细糊状，再加入枸橼酸钠水溶液混匀，转移至具塞量筒中，加蒸馏水至足量。

［制剂评注及注意事项］

（1）本品具有保护皮肤、收敛、消炎的作用。主要用于皮肤炎症，如皮炎、湿疹、荨麻疹等。

（2）西黄蓍胶作为助悬剂，除了能增加分散介质的黏稠度，还可以在颗粒表面形成一层带电的水化膜，防止颗粒间的聚集，使混悬剂稳定。

（3）炉甘石和氧化锌在水中带负电荷，加入带相反电荷的三氯化铝，可降低颗粒间的电位，使颗粒间排斥力减小，形成疏松的聚集体，呈絮凝状，从而防止沉降物结块，易重新分散。加入带相同电荷的枸橼酸钠，则可增大颗粒间的电位值，使排斥力增大，防止其聚集，并能增加混悬液的流动性，使其易于倾倒。

（4）混悬剂的包装瓶不宜盛装太满，适当留一定空间，便于振摇。

2. 复方硫洗剂

［处方］

处方	1	2	3
硫酸锌	3g	3g	3g
沉降硫	3g	3g	3g
樟脑醑	25ml	25ml	25ml
甘油	10ml	10ml	10ml
5％苯扎溴铵溶液		0.4ml	
聚山梨酯 80			0.25ml
蒸馏水	加至 100ml	加至 100ml	加至 100ml

［制法］

处方 1　取沉降硫置乳钵中加甘油研匀，缓缓加硫酸锌水溶液（将硫酸锌溶于 25ml 水中过滤）研匀，然后缓缓加入樟脑醑，边加边研，最后加入蒸馏水使成全量，研匀即得。

处方 2　取沉降硫置乳钵中加甘油和 5％苯扎溴铵溶液研匀，缓缓加入硫酸锌水溶液研磨，再缓缓加入樟脑醑，边加边研，最后加入蒸馏水使成全量，研匀即得。

处方 3　取沉降硫置乳钵中加甘油和聚山梨酯 80 溶液研匀，缓缓加入硫酸锌水溶液研磨，再缓缓加入樟脑醑，边加边研，最后加入蒸馏水使成全量，研匀即得。

［制剂评注及注意事项］

（1）本品具有保护皮肤、抑制皮脂腺分泌、轻度杀菌与收敛的作用。主要用于痤疮等。

（2）樟脑醑在制备过程中，应缓缓加入，边加边研，防止析出颗粒。

3. 混悬剂质量检查及稳定剂效果评价

（1）沉降体积比的测定。将按 4 个处方制成的炉甘石洗剂及 3 个处方制成的复方硫洗剂分别倒入有刻度的具塞量筒中，塞好后用力振摇 1 分钟，记录混悬液的开始高度 H_0，并静置，记录不同时间点沉降物的高度 H，按式（沉降体积比 $F＝H/H_0$）计算各个时间点的沉降体积比，绘制 F-t 图。F 在 0～1 之间，其数值愈大，混悬剂愈稳定。

（2）重新分散试验。将分别装有炉甘石洗剂、复方硫洗剂的具塞量筒放置一定时间（48 小时或 1 周后，也可依条件而定），使其沉降，然后将具塞量筒倒置翻转（一反一正为一次），并将筒底沉降物重新分散所需翻转的次数记于实验表中。一般所需翻转的次数愈少，则说明混悬剂重新分散性愈好。反之，若始终未能分散，表示结块，记录结果。

五、思考题

（1）混悬剂的稳定剂主要有哪些？
（2）优良的混悬剂应具备哪些质量要求？
（3）混悬剂的制备方法有哪些？如何评价混悬剂的质量？

任务三　乳剂的制备与鉴别

一、实验目的

（1）掌握乳剂的一般制备方法。
（2）比较不同方法制备的乳剂油滴粒度大小、均匀度及其稳定性。
（3）熟悉乳剂类型的鉴别方法。

二、实验材料

实验药品：液体石蜡（分析纯）、阿拉伯胶（分析纯）、西黄蓍胶（分析纯）、氢氧化钙（分析纯）、花生油（分析纯）、鱼肝油（分析纯）、亚甲蓝（分析纯）、苏丹红（分析纯）、纯化水等。

实验器材：瓷研钵（250 或 1000ml）、玻璃研钵（50 或 100ml）、玻璃棒、量筒（50 或 100ml）、烧杯（50 或 100ml）、药匙、载玻片、盖玻片、电子天平、显微镜等。

乳剂的制备

三、实验原理

1. **基本概念**　乳剂也称乳浊液型液体药剂，系指两种互不相容的液体混合，其中一种以液滴状态分散于另一种液体中形成的非均相分散体系。形成液滴的一相为称为内相、不连续相或分散相；包在液滴外的一相称为外相、连续相或分散介质。乳剂类型有单乳剂（O/W 型、W/O 型）和复合乳剂（W/O/W 型、O/W/O 型）。

2. **实验原理**　乳剂是一种动力学及热力学不稳定的分散体系，为提高稳定性，其处方中除分散相和连续相外，还加入乳化剂，并且需在一定的机械力作用下进行分散。

乳化剂的稳定机制是通过在分散液滴表面形成单分子膜、多分子膜、固体粉末膜等界面膜，降低界面张力，防止液滴相遇时发生合并。常用的乳化剂有表面活性剂、阿拉伯胶、西黄蓍胶等。

3. 制备工艺　通常小量制备时,可在乳钵中研磨制得或在瓶中振摇制得,工厂大量生产多采用乳匀机、高速搅拌器、胶体磨制备。如以阿拉伯胶作乳化剂,常采用干胶法和湿胶法制备,以新生皂为乳化剂制备乳剂时,可研磨或振摇制得。

乳剂类型的鉴别方法有稀释法(水)和染色镜检法(水/油性染料)。

四、实验内容

(一)液体石蜡乳的制备

[处方]

液体石蜡	30ml
阿拉伯胶	10g
5%羟苯乙酯醇溶液	0.05ml
1%糖精钠溶液	0.003g
香精	适量
纯化水	加至75ml

[实验材料准备]

(1)乳钵应选用内壁较为粗糙的瓷乳钵。

(2)研磨时应注意方向一致,并由乳钵中心向外、再由外向中心研磨。

(3)本品因以阿拉伯胶为乳化剂,故为 O/W 型乳剂。所制得的乳剂应为乳白色,镜检油滴应细小均匀。

(4)液体石蜡系矿物性油,在肠中不吸收、不消化,对肠壁及粪便起润滑作用,并能阻抑肠内水分的吸收,因而可促进排便,为润滑性轻泻剂。

(5)用途。轻泻剂。用于治疗便秘,特别适用于高血压、动脉瘤、疝气、痔及手术后便秘的患者,可以减轻排便的痛苦。

[制法]

(1)干胶法(干法)。将阿拉伯胶分次加入液体石蜡中研匀,加纯化水 20ml,研至发出噼啪声,即成初乳。初乳加 5%羟苯乙酯醇溶液,加剩余纯化水适量研匀,再加糖精钠溶液和香精,共制 75ml。

1)干胶法简称干法,适用于乳化剂为细粉者;湿胶法简称湿法,所用的乳化剂可以不是细粉,预先能制成胶浆(胶:水1:2)者即可。

2)制备初乳时,干法应选用干燥乳钵,量油的量器不得沾水,量水的量器也不得沾油,油相与胶粉(乳化剂)充分研匀后,按液体石蜡:胶:水3:1:2的比例一次加水,迅速沿同一方向研磨,直至稠厚的乳白色初乳形成为止,其间不能改变研磨方向,也不宜间断研磨。

(2)湿胶法(湿法)。取纯化水 4ml 置乳钵中,加 2g 阿拉伯胶粉研成胶浆。再分次加入 6ml 液体石蜡,边加边研磨至初乳形成,加 5%羟苯乙酯醇溶液,再加剩余纯化水研匀,最后加糖精钠溶液和香精,共制成15ml,即得。

湿法所用胶浆(胶:水为1:2)也可提前制出,备用。

(二)石灰搽剂的制备

[处方]

氢氧化钙溶液	10ml

花生油	10ml
制成	20ml

[制法]

取两种药物加入试管中用力振摇,即得。

[制剂评注及注意事项]

(1)本品以新生皂为乳化剂,故为 W/O 型乳浊液。

(2)花生油可用其他植物油代替,用前应以干热灭菌法灭菌。

(三)技能拓展

1. 鱼肝油乳剂的制备

[处方]

鱼肝油	10ml 阿拉伯胶(细粉)2.5g
西黄蓍胶(细粉)	0.14g
蒸馏水	加至 20ml

[制法]

(1)干法。按油:水:胶4:2:1的比例,将油与胶轻轻混合均匀,一次加入水,向一个方向不断研磨,直至稠厚的乳白色初乳生成为止(有噼啪声),再加水稀释研磨至足量。

(2)湿法。胶与水先研成胶浆,加入西黄蓍胶浆,边加油边研磨至初乳生成,再加水稀释至足量,研匀,即得。

[制剂评注及注意事项]

(1)干法应选用干燥乳钵,量器分开。研磨时不能停止,也不能改变方向。

(2)乳剂制备必须先制成初乳后,方可加水稀释。

(3)选用粗糙乳钵,杵棒头与乳钵底接触好。

(4)可加矫味剂及防腐剂。

2. 松节油搽剂的制备

[处方]

松节油	65ml
樟脑	5g
软皂	7.5g
蒸馏水	100ml

[制法]

取软皂与樟脑在乳钵中研磨液化,分次加入松节油不断研磨至均匀为止。然后将此混合物分次加入已盛有 25ml 水的烧瓶中,每次加入后,即用力振摇至细腻的乳白色液体为止。

[制剂评注及注意事项]

(1)软皂以钾肥皂作乳化剂,故为 O/W 型乳剂。

(2)樟脑与松节油为皮肤刺激药。

(四)乳剂类型的鉴别

1. 染色镜检法　将上述乳剂涂在载玻片上,用注射器加少量油溶性染料苏丹红染色,镜下观察。另用水溶性亚甲蓝染色,同样镜检,判断乳剂的类型。将实验结果记录于表2-1中。

表 2-1　乳剂类型鉴别结果

	液体石蜡乳		石灰搽剂	
	内相	外相	内相	外相
苏丹红				
亚甲蓝				
乳剂类型				

（1）染色法中所用燃料不宜过多,以免乳剂被稀释而破乳。

（2）此外,所用检品及试剂过多,容易污染或腐蚀显微镜。

2. 稀释法　取试管 2 支,加入液体石蜡乳剂 1 滴,加水约 5ml,振摇或翻转数次。观察是否混匀。并根据实验结果判断乳剂类型。

（五）拟出大蒜乳的制法,并判断其类型

［处方］

大蒜汁	10.0ml
盐酸普鲁卡因	1.0g
阿拉伯胶粉	5.0g
蓖麻油	36.5ml

五、思考题

（1）简述以干、湿法制备初乳的操作要点。

（2）乳剂的类型主要取决于什么因素?

（3）分析液体石蜡乳的处方并说明各成分的作用。

（4）在鱼肝油乳剂的制备过程中干法与湿法比较,哪个效果好,其操作要点如何?

项目三　灭菌制剂与无菌制剂的检查

任务一　可见异物检查

一、实验目的

（1）掌握可见异物一般检查方法。

（2）熟悉可见异物检查的结果判定标准。

（3）了解澄明度检测仪的操作方法。

二、实验材料

维生素 C 注射液、YB-Ⅱ型澄明度检测仪等。

三、实验原理

1. **基本概念**　可见异物系指存在于注射剂、眼用液体制剂和无菌原料药中,在规定条件下目视可以观测到的不溶性物质,其粒径或长度通常大于 $50\mu m$。

2. **检查方法**　注射剂、眼用液体制剂应在符合药品生产质量管理规范(GMP)的条件下生产,产品在出厂前应采用适宜的方法逐一检查并剔除不合格产品。临用前,需在自然光下目视检查(避免阳光直射),如有可见异物,不得使用。

可见异物检查法有灯检法和光散射法。一般常用灯检法,也可采用光散射法。灯检法不适用的品种,如用深色透明容器包装或液体色泽较深的品种可选用光散射法;混悬型、乳状液型注射液和滴眼液不能使用光散射法。

灯检法一般使用澄明度检测仪检查(图 3-1),仪器采用澄明度专用荧光灯管(灯管用三基色荧光粉),该灯管光谱特性好,光色接近自然光,而且一只专用灯管可达到 400lx 照度,光源结构采用新型设计,使光源照度按药典标准要求科学准确地在 $1000\sim4000lx$ 范围内连续可调。工作装置背景采用了遮光板,黑色背景,检测白板,以提高目测分辨能力,减小视觉疲劳。

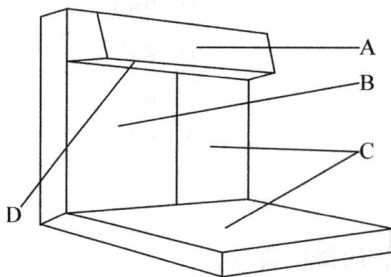

图 3-1　澄明度检测仪结构

A. 带有遮光板的日光灯光源(光照度可在 $1000\sim4000lx$ 范围内调节);
B. 不反光的黑色背景;C. 不反光的白色背景和底部(供检查有色异物);D. 反光的白色背景(指遮光板内侧)

四、实验内容

维生素 C 注射液可见异物检查(灯检法)

[灯检前准备]

打开澄明度检测仪电源开关,检查设备是否完好及灯管的发光情况是否正常。设定并复核光照度在 $1000\sim1500lx$。

[灯检步骤]

(1)取维生素 C 注射液 20 支,擦净安瓿瓶外壁。

(2)供试品置遮光板边缘处,在明视距离(指供试品至人眼的清晰观测距离,通常为 25cm),手持安瓿瓶颈部,轻轻旋转和翻转安瓿瓶(但应避免产生气泡),使药液中可能存在的可见异物悬浮,分别在黑色和白色背景下目视检查,重复观察,总检查时限为 20 秒。

(3)检查结束后,关闭仪器电源,做好仪器清洁工作。

[结果判定]

供试品中不得检出金属屑、玻璃屑、长度超过 2mm 的纤维、最大粒径超过 2mm 的块状物以及静置一定时间后轻轻旋转时肉眼可见的烟雾状微粒沉积物、无法计数的微粒群或摇不散的沉淀以及在规定时间内较难计数的蛋白质絮状物等明显可见异物。

[灯检注意事项]

(1)应在避光室内或在暗处进行检测。

(2)人员远距离和近距离视力测验,均应为 4.9 以上(矫正后视力应为 5.0 及以上);应无色盲。

(3)实验室检测时应避免引入可见异物。当供试品的容器不适于检查(如透明度不够、不规则形状容器等),需转移至适宜容器中时,均应在 B 级的洁净环境(如层流净化台)中进行。

(4)供试品装量每支(瓶)在 10ml 及 10ml 以下的,每次检查可手持 2 支(瓶)。50ml 或 50ml 以上大容量注射液按直、横、倒三步法旋转检视。供试品溶液中有大量气泡产生影响观察时,需静置足够时间至气泡消失后检查。

(5)用无色透明容器包装的无色供试品溶液,检查时被观察供试品所在处的光照度应为 1000～1500lx;用透明塑料容器包装、棕色透明容器包装的供试品或有色供试品溶液,光照度应为 2000～3000lx;混悬型供试品或乳状液,光照度应增加至约 4000lx。

(6)仪器使用前一定要检查电源插座的地线是否可靠接地,检品盘内若有药水应及时清除,以防流入电器箱内造成其他事故。

(7)检查完毕,应立即清洁仪器,清理灯箱内壁必须使用毛刷。

五、思考题

(1)灯检时为什么要分别在黑色和白色背景下检查?

(2)注射剂可见异物检查不合格会有哪些危害?

任务二 热原检查

一、实验目的

(1)掌握热原检查的操作方法及要点。

(2)熟悉热原检查结果的判定方法。

(3)了解澄明度检测仪的操作方法。

二、实验材料

实验药品:葛根素注射液、5%葡萄糖注射液、细菌内毒素工作标准品、细菌内毒素检查用水、鲎试剂等。

实验动物及器材:家兔、无菌无热原的注射器及针头、肛温计、电热干燥箱、恒温水浴箱或适宜的恒温器、旋涡混合器、移液管(或刻度吸管、微量加样器及无热原吸头)、凝集管 (10mm×75mm)、三角瓶、试管架、洗耳球、时钟、75%乙醇棉球、剪刀、砂轮、封口膜等。

三、实验原理

1. **基本概念**　热原系指微生物的代谢产物,微量就可以引起恒温动物体温异常升高的致热物质。它是微生物产生的一种内毒素,是由磷脂、脂多糖和蛋白质组成的复合物,其中脂多糖是热原的活性中心。

含有热原的注射剂注入人体可引起发热反应,使人体产生发冷、寒战、发热、出汗、恶心、呕吐等症状,有时体温可升至 40℃ 以上,严重者甚至昏迷、虚脱,如不及时抢救可危及生命,该现象在临床上被称为"热原反应"。

2. **检查方法**　2015 版《中国药典》中热原检查采用家兔法和细菌内毒素检查法。

家兔对热原的反应与人基本相似,试验成本相对比较低,试验结果比较可靠。家兔法进行热原检查系将一定剂量的供试品,静脉注入家兔体内,在规定时间内,观察家兔体温升高的情况,以判定供试品中所含热原的限度是否符合规定。

细菌内毒素检查法系利用鲎试剂来检测或量化由革兰阴性菌产生的细菌内毒素,以判断供试品中细菌内毒素的限量是否符合规定的一种方法。细菌内毒素检查包括两种方法,即凝胶法和光度测定法。凝胶法系通过鲎试剂与内毒素产生凝集反应的原理进行限度检测或半定量检测内毒素的方法。

细菌内毒素的量用内毒素单位(EU)表示。

细菌内毒素工作标准品系以细菌内毒素国家标准品为基准标定其效价,用于试验中鲎试剂灵敏度复核、干扰试验及各种阳性对照。

细菌内毒素检查用水应符合灭菌注射用水标准,其内毒素含量小于 0.015EU/ml(用于凝胶法),且对内毒素试验无干扰作用。

四、实验内容

(一)葛根素注射液热原检查(家兔法)

[供试品溶液的配制]

取葛根素注射液 5ml,加无热原氯化钠注射液制成每 1ml 中含葛根素 10mg 的供试品溶液。

[供试用家兔的挑选]

供试用的家兔应健康合格,体重 1.7kg 以上,雌兔应无孕。预测体温前 7 日即应用同一饲料饲养,在此期间内,体重应不减轻,精神、食欲、排泄等不得有异常现象。挑选试验的条件与检查供试品时相同,仅不注射药液,每隔 30 分钟测量体温 1 次,共测 8 次,8 次体温均在 38.0～39.6℃ 的范围内,且最高与最低体温相差不超过 0.4℃ 的家兔,方可供热原检查用。

[试验前的准备]

1. **控制环境**　热原检查前 1～2 日,供试用家兔应尽可能处于同一温度的环境中,实验室和饲养室的温度相差不得大于 3℃,且控制在 17～25℃,在试验全部过程中,控制实验室温度变化不大于 3℃,应防止动物骚动并避免噪声干扰。家兔在试验前至少 1 小时开始停止给食并置于宽松适宜的装置中,直至试验完毕。

2. **测量体温**　肛温计插入肛门的深度和时间各兔应相同,深度一般约 6cm,时间不少于 1.5 分钟,每隔 30 分钟测量体温 1 次,一般测量 2 次,两次体温之差不得超过 0.2℃,以此两次体温的平均值作为该兔的正常体温。当日使用的家兔,正常体温应在 38.0～39.6℃ 的范围内,且同组各兔间正常体温之差不得超过 1.0℃。

[热原检查]

1. 注射药液　取适用的家兔 3 只,测定其正常体温后 15 分钟以内,自耳静脉缓缓注入温热至约 38℃ 的供试品溶液,剂量按家兔体重每 1kg 缓缓注射 5ml。

2. 测量体温　每隔 30 分钟按前法测量其体温 1 次,共测 6 次,以 6 次体温中最高的一次减去正常体温,即为该兔体温的升高温度(℃)。如 3 只家兔中有 1 只体温升高 0.6℃ 或高于 0.6℃,或 3 只家兔体温升高的总和达 1.3℃ 或高于 1.3℃,应另取 5 只家兔复试,检查方法同上。

[结果判断]

在初试的 3 只家兔中,体温升高均低于 0.6℃,并且 3 只家兔体温升高总和低于 1.3℃ 或在复试的 5 只家兔中,体温升高 0.6℃ 或高于 0.6℃ 的家兔不超过 1 只,并且初试、复试合并 8 只家兔的体温升高总和为 3.5℃ 或低于 3.5℃,均判定供试品的热原检查符合规定。

在初试的 3 只家兔中,体温升高 0.6℃ 或高于 0.6℃ 的家兔超过 1 只;或在复试的 5 只家兔中,体温升高 0.6℃ 或高于 0.6℃ 的家兔超过 1 只;或在初试、复试合并 8 只家兔的体温升高总和超过 3.5℃,均判定供试品的热原检查不符合规定。

当家兔升温为负值时,均以 0℃ 计。

[注意事项]

(1)肛温计使用前应消毒,并将水银柱甩至 35℃ 以下,涂上润滑剂后才可使用。

(2)试验用的注射器、针头以及和供试品溶液接触的器皿,在使用前应用适宜的方法除去热原,如 250℃ 加热 30 分钟。

(3)用于热原检查后的家兔,如供试品判定为符合规定,至少应休息 48 小时方可再供热原检查用,其中升温达 0.6℃ 的家兔应休息 2 周以上。

(二)葡萄糖注射液细菌内毒素检查(凝胶法)

[供试品溶液的制备]

1. 最大有效稀释倍数(MVD)的确定　MVD 是指在试验中供试品溶液被允许达到稀释的最大倍数,在不超过此稀释倍数的浓度下进行内毒素限值的检测。用以下公式来确定 MVD:

$$MVD = cL/\lambda$$

式中 L 为供试品的细菌内毒素限值,2015 版《中国药典》二部中规定,每 1ml 葡萄糖注射液中含内毒素的量应小于 0.5EU。

c 为供试品溶液的浓度;当 L 以 EU/ml 表示时,则 c 等于 1.0 ml/ml。

λ 为鲎试剂的标示灵敏度(EU/ml)。

2. 供试品溶液的制备　根据计算出的 MVD 对待检测的葡萄糖注射液进行稀释,得供试品溶液。

[细菌内毒素工作标准品的复溶]

(1)取细菌内毒素工作标准品一支,轻弹瓶壁,使粉末落入瓶底,用砂轮在瓶颈上部轻轻划痕,用 75% 乙醇棉球擦拭后启开,开启过程中应防止玻璃屑落入瓶内。

(2)按照标准品说明书,加入规定量的细菌内毒素检查用水复溶,用封口膜将瓶口封严,置旋涡混合器上混合 15 分钟。

[阳性对照溶液的制备]

用检查用水将复溶后的标准品溶液稀释成 2.0λ 浓度的细菌内毒素标准溶液,即得阳性对照溶液。

[供试品阳性对照溶液的制备]

用稀释过的供试品溶液将复溶后的标准品溶液稀释成 2.0λ 浓度的细菌内毒素溶液,即得供试品阳性对照溶液。

[鲎试剂的准备]

取鲎试剂若干支,轻弹瓶壁,使粉末落入瓶底,用砂轮在瓶颈轻划,用 75% 乙醇棉球擦拭后启开,开启过程中应防止玻璃屑落入瓶内。按其标示量加入检查用水复溶,充分溶解后将鲎试剂溶液分装到 10mm×75mm 凝集管中,每管 0.1ml,分装 8 管备用。

[加样]

上述 8 管溶解好的鲎试剂,其中 2 支加入 0.1ml 稀释过的供试品溶液作为供试品管(A)、2 支加入 0.1ml 供试品阳性对照溶液作为供试品阳性对照管(B)、2 支加入 0.1ml 阳性对照溶液作为阳性对照管(C)、2 支加入 0.1ml 检查用水作为阴性对照管(D)。

将试管中溶液轻轻混匀后,用封口膜封闭管口,垂直放入 37℃±1℃ 的恒温器中,保温 60 分钟±2 分钟。

[结果判断]

将试管从恒温器中轻轻取出,缓缓倒转 180°,若管内形成凝胶,并且凝胶不变形、不从管壁滑脱者为阳性;未形成凝胶或形成的凝胶不坚实、变形并从管壁滑脱者为阴性。

若阴性对照溶液 D 的平行管均为阴性,供试品阳性对照溶液 B 的平行管均为阳性,阳性对照溶液 C 的平行管均为阳性,试验有效。

若溶液 A 的两个平行管均为阴性,判定供试品符合规定。若溶液 A 的两个平行管均为阳性,判定供试品不符合规定。若溶液 A 的两个平行管中的一管为阳性,另一管为阴性,需进行复试。复试时溶液 A 需做 4 支平行管,若所有平行管均为阴性,判定供试品符合规定,否则判定供试品不符合规定。

将实验结果记录于表 3-1。

表 3-1　凝胶法检查葡萄糖注射液细菌内毒素结果

编号	项目	结果	
		1	2
A	供试品溶液		
B	供试品阳性对照溶液		
C	阳性对照溶液		
D	阴性对照溶液		
实验结论			

[注意事项]

(1)实验前,须用肥皂洗手,并用75%乙醇棉球消毒。实验操作应在清洁环境中进行,过程中应防止微生物的污染。

(2)所用玻璃器皿须经250℃干烤至少30分钟。若使用塑料器械,如微孔板和微量加样器配套的吸头等,应选用标明无内毒素并且对实验无干扰的一次性用具。

(3)实验中保温和拿取试管过程应避免受到振动,以免使凝胶破碎产生假阴性结果。

(4)当使用新批号的鲎试剂或试验条件发生了任何可能影响检验结果的改变时,应进行鲎试剂灵敏度复核试验。

(5)当进行新药的内毒素检查试验前,或无内毒素检查项的品种建立内毒素检查法时,须进行干扰试验。

五、思考题

(1)热原的污染途径有哪些?有哪些方法可以去除?

(2)细菌内毒素检查时为什么要对待检测药液进行稀释?

(3)试分别阐述家兔法和细菌内毒素检查法检查热原的适用范围和优缺点。

项目四　固体制剂的制备

任务一　散剂的制备

一、实验目的

(1)掌握散剂的制备方法、工艺流程。

(2)学会"等量递增法"(配研法)和"打底套色法"的操作。

(3)熟悉散剂的质量检查方法。

(4)了解散剂制备相关机械设备的操作方法。

二、实验材料

实验药品:薄荷脑、水杨酸、升华硫、淀粉、樟脑、薄荷油、硼酸、氧化锌、滑石粉、硫酸阿托品、胭脂红、乳糖。

实验器材:天平、乳钵、药筛(120目)、搪瓷盘、量筒(10ml)等。

小剂量散剂的制备

三、实验原理

1. 基本概念　散剂系指原料药物与适宜辅料经粉碎、均匀混合制成的干燥粉末状制剂,可供内服或外用,其中药物可以是一种,也可以是几种。

2. 实验原理　混合是制备散剂的重要工艺之一,其目的是使散剂中各组分分散均匀,色泽一致,以保证剂量准确,用药安全。常用的混合方法有等量递增法(配研法)、打底套色法、直接混合法和含低共熔成分混合法等。

(1)等量递增法(配研法)。适用于组分比例相差悬殊,难以混合均匀的药物,即将量大的物料先研细,然后取出一部分与量小的物料约等量混合均匀,如此倍量增加量大的药物直至全部混匀。

(2)打底套色法。适用于组分密度差较大、色泽相差较大的药物,先将密度小、色深的组分放入研钵中(混合前应先用色浅或量多的组分饱和乳钵),即为"打底",然后加入密度大、色浅的组分等量递增混合均匀,即为"套色"。

(3)直接混合法。适用于两种物理状态和粉末粗细相似的药物等量混合,一般容易混合均匀。

(4)含低共熔成分混合法。适用于两种或多种药物混合后,熔点降低,如熔点降至接近室温,则易出现润湿或液化现象的药物。对于可形成低共熔物的散剂,应根据共熔后对药理作用的影响及处方中含有其他固体组分的数量而采取相应措施:①共熔后药理作用较单独应用增强则宜采用共熔法;②共熔后药理作用几乎无变化,且处方中固体组分较多时,可将共熔组分先共熔,再与其他组分吸收混合,使分散均匀;③处方中如含挥发油或其他足以溶解共熔组分液体时,可先将共熔组分溶解,然后再借喷雾法或一般混合法与其他固体组分混匀;④共熔后药理作用减弱者,应分别用其他组分稀释,避免出现低共熔现象。

3. **制备工艺** 原辅料经粉碎、过筛、混合、分剂量、质量检查、包装制得散剂(图 4-1)。

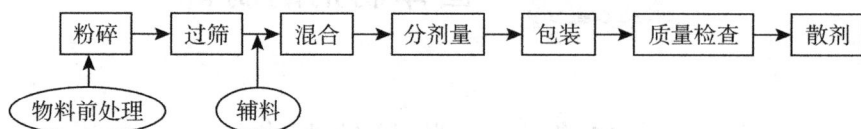

图 4-1 散剂制备流程

四、实验内容

(一)痱子粉的制备

[处方]

薄荷脑	0.2g
水杨酸	0.6g
升华硫	0.8g
樟脑	0.2g
薄荷油	0.2ml
硼酸	2.0g
氧化锌	2.0g
滑石粉	适量
制成	40g

[实验材料准备]

(1)乳钵应选用内壁较为粗糙的瓷乳钵。

(2)研磨时应注意方向一致,并由乳钵中心向外、再由外向中心研磨。

(3)用途。本品为外用散剂,具有吸湿、止痒、消炎作用,用于痱子和汗疹的治疗。规格:40g 每盒。

[制法]

(1)低共熔物的制备。将樟脑、薄荷脑置乳钵中研磨至液化得低共熔物。

(2)液体混合。薄荷油与低共熔物混合,研磨混合均匀。

(3)固体粉末混合。将水杨酸、升华硫、硼酸、氧化锌和滑石粉研细,过 120 目筛混合均匀。

(4)总混。固体粉末混合物加入液体混合物中,按等量递增法研磨混匀,过 120 目筛,即得。

痱子粉的制备

[注意事项]

(1)樟脑和薄荷脑为低共熔组分,研磨混合时形成低共熔物产生液化现象,共熔成分全部液化后再用固体混合物吸收。

(2)处方组分较多,称取时应做好标记。

(3)局部用散剂为极细粉,一般能通过八号筛至九号筛为宜。若敷于创面及黏膜的散剂应灭菌处理。

(4)处方中樟脑、薄荷脑具有清凉止痒作用,硼酸具有消毒防腐作用,滑石粉具有吸收皮肤表面水分及油脂作用。

(二)硫酸阿托品的制备

[处方]

硫酸阿托品	0.25g
1% 胭脂红乳糖	0.25g
乳糖	24.5g
制成	25g

[实验材料准备]

(1)乳钵应选用内壁较为粗糙的瓷乳钵。

(2)研磨时应注意方向一致,并由乳钵中心向外、再由外向中心研磨。

(3)用途。本品为胆碱受体阻断药,可解除平滑肌痉挛,抑制腺体分泌,散大瞳孔。主要用于胃肠、肾、胆绞痛。

[制法]

(1)乳钵的饱和。取少量乳糖置乳钵中研磨,使乳钵内壁饱和后倒出。

(2)固体粉末混合。将硫酸阿托品、胭脂红和少量乳糖置乳钵中研磨均匀,按照等量递增法逐渐加入所需量乳糖,充分研磨均匀,待全部色泽均匀即得。

[注意事项]

(1)硫酸阿托品为剧毒药物,因剂量小,称量分装困难,故需添加适量稀释剂制成倍散,该处方为 100 倍散。

(2)混合前应先用乳糖饱和乳钵,原料药物与赋形剂按等量递增混合均匀。

(3)乳钵使用完成后要及时洗净,以免残留污染其他药品。

(4)为保证混合的均匀性,加胭脂红染色,成品检查应色泽均匀,无花纹和色斑。

(5)1‰胭脂红乳糖的制备方法。取胭脂红置乳钵中,先加90%乙醇适量,研匀,加入少量乳糖研匀吸收,再按等量递增法加入全部乳糖混匀,于50～60℃干燥,过筛即得。

(三)质量检查

1. 外观均匀度 取供试品适量,置光滑纸上,平铺约5cm²,将其表面压平,在明亮处观察,应色泽均匀,无花纹与色斑。

2. 粒度 除另有规定外,化学药局部用散剂和用于烧伤或严重创伤的中药局部用散剂及儿科用散剂,照下述方法检查,应符合规定。

检查方法:除另有规定外,取供试品10g,精密称定,照粒度和粒度分布测定法(通则0982单筛分法)测定。化学药散剂通过七号筛(中药通过六号筛)的粉末重量,不得少于95%。

3. 水分 中药散剂照水分测定法(通则0832)测定,除另有规定外,不得过9.0%。

4. 干燥失重 化学药和生物制品散剂,除另有规定外,取供试品,照干燥失重测定法(通则0831)测定,在105℃干燥至恒重,减失重量不得过2.0%。

5. 装量差异 单剂量包装的散剂,照下述方法检查,应符合规定。

检查方法:除另有规定外,取供试品10袋(瓶),分别精密称定每袋(瓶)内容物的重量,求出内容物的装量与平均装量。每袋(瓶)装量与平均装量相比较〔凡有标示装量的散剂,每袋(瓶)装量应与标示装量相比较〕,按表中的规定,超出装量差异限度的散剂不得多于2袋(瓶),并不得有1袋(瓶)超出装量差异限度的1倍(表4-1)。

表 4-1 散剂装量差异

平均装量或标示装量	装量差异限度(中药、化学药)	装量差异限度(生物制品)
≤0.1g	±15%	±15%
0.1～0.5g	±10%	±10%
0.5～1.5g	±8%	±7.5%
1.5～6.0g	±7%	±5%
>6.0g	±5%	±3%

注:凡规定检查含量均匀度的化学药和生物制品散剂,一般不再进行装量差异的检查。

6. 装量 除另有规定外,多剂量包装的散剂,照最低装量检查法(通则0942)检查,应符合规定。

7. 微生物限度 除另有规定外,照非无菌产品微生物限度检查:微生物计数法(通则1105)和控制菌检查法(通则1106)及非无菌药品微生物限度标准(通则1107)检查,应符合规定。凡规定进行杂菌检查的生物制品散剂,可不进行微生物限度检查。

五、思考题

(1)什么是低共熔物?

(2)什么是等量递增法?什么情况下选用等量递增法?

(3)什么是打底套色法?胭脂红的作用是什么?

任务二　颗粒剂的制备

一、实验目的

（1）掌握颗粒的制备方法、工艺流程。

（2）学会干法制粒和湿法制粒的操作。

（3）熟悉颗粒剂的质量检查方法。

（4）了解颗粒剂制备相关机械设备的操作方法。

二、实验材料

实验药品：淀粉、糖粉、糊精、维生素 C、柠檬酸、碳酸氢钠、乳糖、柠檬黄、香精、95％乙醇（分析纯）。

实验器材：天平、乳钵、药筛（100 目、20 目、16 目、14 目）、搪瓷盘、量筒、烘箱。

三、实验原理

1. **基本概念**　颗粒剂系将原料药物与适宜的辅料混合制成具有一定粒度的干燥颗粒状制剂，既可直接吞服，又可冲入水中饮服。颗粒剂可分为可溶颗粒（通称为颗粒）、混悬颗粒、泡腾颗粒、肠溶颗粒、缓释颗粒和控释颗粒等。

2. **实验原理**　颗粒剂的制备主要采用制粒技术，又分为湿法制粒和干法制粒技术。湿法制粒技术适用于对热稳定性的药物，干法制粒适用于热敏性药物、遇水易分解的药物。

3. **制备工艺**　湿法制粒是将药物和辅料的粉末混合均匀后加入液体黏合剂制备颗粒的方法，包括挤压制粒、高速搅拌制粒、流化床制粒、喷雾制粒和转动制粒等多种方法。挤压制粒流程见图 4-2。

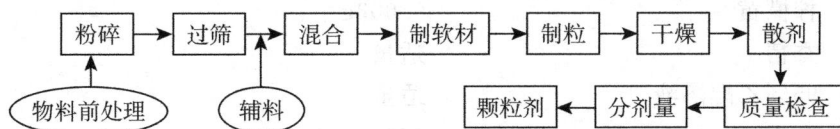

粉碎 → 过筛 → 混合 → 制软材 → 制粒 → 干燥 → 散剂

物料前处理 → 过筛　辅料 → 混合

颗粒剂 ← 分剂量 ← 质量检查 ← 散剂

图 4-2　挤压制粒流程

四、实验内容

（一）空白颗粒剂的制备

[处方]

淀粉	70g
糖粉	10g
糊精	10g
10％淀粉浆	适量
制成	90g

［实验材料准备］

（1）粉末混合采用等量递增混合，防止混合不均匀。

（2）制软材要求"握之成团，触之即散"。

［制法］

（1）粉碎。淀粉、糖粉和糊精分别过100目筛。

（2）混合。淀粉、糖粉和糊精按等体积递增法研磨混合均匀，得混合物。

（3）10％淀粉浆的制备。称取淀粉、纯化水，将纯化水加热煮沸，加入淀粉配成10％淀粉浆，冷却备用。

（4）制软材。混合物加10％淀粉浆制软材。

（5）制粒。14目筛制粒。

（6）干燥。60℃干燥。

（7）整粒。14目筛整粒，再过60目筛除去细粉，即得。

空白颗粒剂的制备

［注意事项］

（1）10％淀粉浆为黏合剂，制法主要有煮浆和冲浆两种方法。

（2）淀粉、糖粉、糊精为填充剂，三者常配合使用。

（3）制湿颗粒也可选用高速混合制粒机，干混1～2分钟，加入适量10％淀粉浆，湿混、制粒5分钟，出料，制得适宜颗粒。

（二）自主实验：维生素 C 泡腾颗粒的制备

［处方］

维生素 C	2.0g
柠檬酸	14.85g
碳酸氢钠	12.75g
糖粉	120g
柠檬黄	0.003g
香精	适量
95％乙醇溶液	适量
制成	150g

［实验材料准备］

（1）维生素 C 对热不稳定，干燥时应低温干燥。

（2）用途。用于防治维生素 C 缺乏症，也可用于各种急慢性传染性疾病及紫癜的辅助治疗。

［制法］

（1）酸性颗粒的制备。取维生素 C、柠檬酸分别过80目筛，混匀，加入柠檬黄乙醇溶液制软材，过14目筛制粒，于50℃干燥，16目筛整粒，备用。

（2）碱性颗粒的制备。取碳酸氢钠、糖粉和香精分别过80目筛，混匀，加入柠檬黄乙醇溶液适量制软材，过14目筛制粒，于60℃干燥，16目筛整粒，备用。

（3）混合。酸性颗粒和碱性颗粒混合均匀，即得。

[注意事项]

(1)处方中柠檬酸和碳酸氢钠为泡腾崩解剂,糖粉为填充剂和调味剂,柠檬黄为着色剂,香精为芳香剂。

(2)维生素 C 遇光及湿气易氧化,制粒时应尽量缩短时间。

(3)可调节处方中酸性、碱性辅料的比例量,考察不同比例用量对主药稳定性及崩解快慢的影响。

(4)所用原辅料、烧杯必须干燥,否则碳酸氢钠与柠檬酸在有水情况下发生反应,所制备的维生素 C 泡腾颗粒失效。

(5)查阅相关文献,采用其他技术如固体分散体、微型包囊技术制备维生素 C 泡腾颗粒剂。

(三)质量检查

1. 外观　颗粒剂应干燥,色泽一致,无吸潮、软化、结块、潮解等现象。

2. 粒度　除另有规定外,照粒度和粒度分布测定法(通则 0982 第二法双筛分法)测定,不能通过一号筛与能通过五号筛的总和不得超过 15%。

3. 水分　中药颗粒剂照水分测定法(通则 0832)测定,除另有规定外,水分不得超过 8.0%。

4. 干燥失重　除另有规定外,化学药品和生物制品颗粒剂照干燥失重测定法(通则 0831)测定,于 105℃干燥(含糖颗粒应在 80℃减压干燥)至恒重,减失重量不得超过 2.0%。

5. 溶化性　除另有规定外,颗粒剂照下述方法检查,溶化性应符合规定。

(1)可溶颗粒检查法。取供试品 10g(中药单剂量包装取 1 袋),加热水 200ml,搅拌 5 分钟,立即观察,可溶颗粒应全部溶化或轻微浑浊。

(2)泡腾颗粒检查法。取供试品 3 袋,将内容物分别转移至盛有 200ml 水的烧杯中,水温为 15~25℃,应迅速产生气体而呈泡腾状,5 分钟内颗粒均应完全分散或溶解在水中。

颗粒剂按上述方法检查,均不得有异物,中药颗粒不得有焦屑。

混悬颗粒以及已规定检查溶出度或释放度的颗粒剂可不进行溶化性检查。

6. 装量差异　单剂量包装的颗粒剂按下述方法检查,应符合规定。

检查方法:取供试品 10 袋(瓶),除去包装,分别精密称定每袋(瓶)内容物的重量,求出每袋(瓶)内容物的装量与平均装量。每袋(瓶)装量与平均装量相比较[凡含量测定的颗粒剂或有标示装量的颗粒剂,每袋(瓶)装量应与标示装量比较],超出装量差异限度的颗粒剂不得多于 2 袋(瓶),并不得有 1 袋(瓶)超出装量差异限度 1 倍(表 4-2)。

表 4-2　颗粒剂装量差异

平均装量或标示装量	装量差异限度
≤1.0g	±10%
1.0~1.5g	±8%
1.5~6.0g	±7%
>6.0g	±5%

注:凡规定检查含量均匀度的颗粒剂,一般不再进行装量差异检查。

7. **装量**　多剂量包装的颗粒剂，照最低装量检查法(通则0942)检查，应符合规定。

8. **微生物限度**　以动物、植物、矿物质来源的非单体成分制成的颗粒剂、生物制品颗粒剂，照非无菌产品微生物限度检查：微生物计数法(通则1105)、控制菌检查法(通则1106)及非无菌药品微生物限度标准(通则1107)检查，应符合规定。规定检查杂菌的生物制品颗粒剂，可不进行微生物限度检查。

五、思考题

(1)制软材有哪些注意事项？
(2)处方中各组分的作用是什么？

任务三　硬胶囊剂的制备

一、实验目的

(1)掌握胶囊剂的制备方法、工艺流程。
(2)学会胶囊剂填充板填充硬胶囊的操作。
(3)熟悉胶囊剂的质量检查方法。
(4)了解硬胶囊填充机的工作原理及操作方法。

二、实验材料

实验药品：吲哚美辛、淀粉、液体石蜡、对乙酰氨基酚、咖啡因、马来酸氯苯那敏、人工牛黄、胭脂红、柠檬黄。

实验器材：胶囊(0、1、2号)、胶囊填充板、120目筛、天平、14目筛、烘箱。

胶囊板硬胶囊的填装

三、实验原理

1. **基本概念**　胶囊剂系指原料药物或与适宜辅料充填于空心胶囊或密封于软胶囊中制成的固体制剂，可分为硬胶囊、软胶囊(胶丸)、缓释胶囊、控释胶囊和肠溶胶囊，主要供口服。

硬胶囊(通称为胶囊)系指采用适宜的制剂技术，将原料药物或加适宜辅料制成的均匀粉末、颗粒、小片、小丸、半固体或液体等，充填于空心胶囊中的胶囊剂。

2. **实验原理**　填充物的理化性质直接影响胶囊剂的质量。纯药物粉碎至适宜粒度就能满足硬胶囊剂的填充要求，即可直接填充。若药物流动性差，则需加一定的稀释剂、润滑剂等辅料，也可加入辅料制成颗粒或小丸后装胶囊内，进一步改善流动性保证含量的准确性。胶囊剂的填充方法分为手工填充法和机械填充法。一般小量制备时可用手工胶囊填充板，企业大量生产时常用全自动胶囊填充机。

3. **制备工艺**　通常硬胶囊的制备一般分为空胶囊的制备和填充物料的制备、填充、封口、包装等工艺流程(图4-3)。

药物+辅料
空心胶囊　→　填充　→　套合　→　封口　→　包装　→　成品

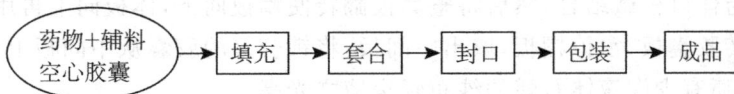

图 4-3　硬胶囊制备流程

四、实验内容

（一）吲哚美辛（消炎痛）胶囊的制备

［处方］

吲哚美辛	2.50g
淀粉	2.50g
制成	100 粒

［实验材料准备］

（1）空胶囊的规格和选择。胶囊规格的选择一般通过试装或凭经验来确定，通常选用一个剂量使胶囊装满的最小规格。也可根据已知药物的堆密度（ρ）和质量（m），在密度和质量的刻度值之间作虚线连接，该虚线与斜线相交点所对应的胶囊号即为应选择的规格。

（2）胶囊填充板。配套使用。

（3）用途。吲哚美辛（消炎痛）胶囊用于治疗关节炎、痛经、偏头痛、头痛、解热等，规格 25mg 每粒，制备 100 粒。

（4）速效感冒胶囊。用于感冒引起的鼻塞、头痛、咽喉痛、发热等。本品为复方制剂，规格：每粒含对乙酰氨基酚 250mg、咖啡因 15mg、马来酸氯苯那敏 1mg、人工牛黄 10mg。制备 10000 粒。

［制法］

（1）预处理。淀粉 105℃ 干燥至水分约为 8％，在干燥室中放凉后过 120 目筛。

（2）混合。将吲哚美辛与干淀粉按照等量递增的方法混合均匀，过 120 目筛，充分混匀。

（3）内容物的填充。胶囊填充板填充，其组成包括体板、帽板、中间板、压粉板、刮粉板、排列板共 6 部分，使用前后应检查确认各部分完好清洁。

1）胶囊帽体分离。将胶囊拆开，胶囊帽和胶囊体分开存放，备用。

2）装胶囊体。将体板平整放好，把排列板的边框朝上放在体板上，再将空胶囊体放入排列盘边框内，然后拿起体板和排列板左右摆动，胶囊体会逐一掉入体板中，掉满后，把上面多余胶囊体通过排列板边框倒出，取走排列板，把体板上装好的胶囊体放置一边待用。

3）装胶囊帽。取出胶囊板帽板和囊帽，装法同 2）。

4）胶囊体填充。根据填充胶囊粒数，每粒胶囊的装量，用天平称重药粉（颗粒），放好胶囊体的体板，将药粉置于胶囊板上，用刮粉板在体板上来回刮，使囊体中装满药物粉末（颗粒），再将多余的刮落，至全部胶囊壳中都装满药物，根据需要，可以用刮粉板轻轻敲动体板，使药物粉末（颗粒）在囊体中稍稍压实。

5）胶囊体与胶囊帽锁扣。将中间板无缺口的一面对准放到帽板上，使刚装入帽板的帽口高出帽板面的部分进入中间板的孔中，然后两板一起翻转 180°，对准放到体板上来回轻轻推压几下,胶囊帽口与体口稍微结合,然后将整套板翻转使帽板向下,体板向上再用力压紧,待都压到底后,随手翻转胶囊板,拿掉帽板,取出中间板,将锁合好的胶囊从中间板上倒出。

6)抛光。用喷有少许液体石蜡的纱布轻搓使之光亮。

7)清洗胶囊填充板。

[注意事项]

(1)排列板对角2个定位螺丝应和体板定位孔对齐。

(2)若体板中掉入的胶囊体(或帽)有空口朝下的应拿出来调向,可拿一粒胶囊体(或帽)口对着不调向胶囊体(或帽)压一下套出不调向胶囊体(或帽)。

(3)胶囊板清洗完毕应用纯化水冲洗,放桌面自然晾干,严禁烘箱干燥。

(二)速效感冒胶囊的制备

[处方]

对乙酰氨基酚	2500g
咖啡因	150g
马来酸氯苯那敏	10g
人工牛黄	100g
10%淀粉浆	适量
胭脂红	适量
柠檬黄	适量
制成	10000粒

[制法]

(1)预处理。称取处方中各药,分别粉碎过80目筛,将10%淀粉浆分成3份,对乙酰氨基酚分为3份。

(2)颗粒Ⅰ的制备。一份淀粉浆加胭脂红制成红糊;另取一份对乙酰氨基酚和马来酸氯苯那敏混匀加红糊制软材,过14目筛制粒。

(3)颗粒Ⅱ的制备。一份淀粉浆加柠檬黄制成黄糊;另取一份乙酰氨基酚和人工牛黄混匀加黄糊,制软材,过14目筛制粒。

(4)颗粒Ⅲ的制备。一份乙酰氨基酚与咖啡因混匀加入淀粉浆,制软材,过14目筛制粒。

(5)加热。以上3种颗粒,于70℃干燥。

(6)混合。以上3种颗粒混合均匀。

(7)填充。全自动胶囊填充机填充,混合物填充到双色透明空心胶囊中,即得。

1)胶囊机安装。安装胶囊料斗、下料管、水平叉、导引块、上下模块、胶囊剔除盒及模孔盒,检查安装是否良好。

2)胶囊机填充调试。按照《全自动胶囊填充机标准操作规程》进行操作,先选择"手动"模式进行调试,检查设备各部件是否运转正常。将空心胶囊和制备好的药物颗粒分别加入各自料斗中,将下料选择开关置于手动位置,按下控制按钮,使药物颗粒下到药盆,至药面接触传感器,指示灯亮,停止送料,将开关选择至自动位置。启动机器,1~2分钟后,打开下囊开关,使回转盘旋转一周。用电子天平称定每粒胶囊内容物重量,根据称定结果进行装量调节,直至每组粉冲杆填充量符合工艺要求。

3)胶囊填充。初期阶段,随时检查胶囊剂的外观及装量;待填充胶囊装量稳定后,每隔约

5 分钟取样 10 粒,测定每粒胶囊内容物重量,计算装量差异,要求 10 粒中不得有 2 粒超出装量差异限度;确认 30 分钟内装量差异稳定后,再每隔约 30 分钟取样抽查一次,并做好记录;填充近结束时,应按初期检查频次进行装量检查。

4)抛光。将填充好的硬胶囊放入胶囊抛光机内进行抛光,除去胶囊外残余药粉,使胶囊表面整洁、光亮。

[注意事项]

(1)本品为复方制剂,为防止充填不均匀,采用分别制粒的方法。

(2)颗粒着色时便于观察混合的均匀性,兼顾美观。

(3)处方成分:对乙酰氨基酚为主药,具有解热镇痛作用;咖啡因为中枢兴奋药,可以缓解脑血管扩张引起的头痛、加强解热镇痛药的疗效、抵抗抗组胺药的嗜睡作用;马来酸氯苯那敏为抗过敏药,可以缓解流鼻涕和鼻塞症状;人工牛黄有清热解毒作用;10%淀粉浆黏合剂;柠檬黄、胭脂红着色剂。

(三)质量检查

1. 外观　胶囊剂应整洁,不得有黏结、变形、渗漏或囊壳破裂等现象,并应无异臭。

2. 装量差异　照下述方法检查,应符合规定。

检查法除另有规定外,取供试品 20 粒(中药取 10 粒),分别精密称定重量,倾出内容物(不得损失囊壳),硬胶囊囊壳用小刷或其他适宜的用具拭净;软胶囊或内容物为半固体或液体的硬胶囊囊壳用乙醚等易挥发性溶剂洗净,置通风处使溶剂挥尽,再分别精密称定囊壳重量,求出每粒内容物的装量与平均装量。每粒装量与平均装量相比较(有标示装量的胶囊剂,每粒装量应与标示装量比较),超出装量差异限度的不得多于 2 粒,并不得有 1 粒超出限度 1 倍(表 4-3)。

表 4-3　胶囊装量差异

平均装量或标示装量	装量差异限度
＜0.30g	±10%
≥0.30g	±7.5%(中药±10%)

注:凡规定检查含量均匀度的胶囊剂,一般不再进行装量差异的检查。

3. 崩解时限　除另有规定外,照崩解时限检查法(通则 0921)检查,均应符合规定。

凡规定检查溶出度或释放度的胶囊剂,一般不再进行崩解时限的检查。

4. 微生物限度　以动物、植物、矿物质来源的非单体成分制成的胶囊剂以及生物制品胶囊剂,照非无菌产品微生物限度检查:微生物计数法(通则 1105)、控制菌检查(通则 1106)及非无菌药品微生物限度标准(通则 1107)检查,应符合规定。规定检查杂菌的生物制品胶囊剂,可不进行微生物限度检查。

五、思考题

(1)试分析影响胶囊重量差异的因素及解决办法。

(2)胶囊内容物有哪些形式?

任务四　片剂的制备与质量检查

一、实验目的

(1)掌握片剂的制备方法、工艺流程和质量检查方法。

(2)学会单冲压片机的使用操作。

(3)了解旋转压片机的工作原理及操作方法。

二、实验材料

实验药品：阿司匹林（乙酰水杨酸）、对乙酰氨基酚、咖啡因、酒石酸、滑石粉、淀粉、淀粉浆（15%～17%）、轻质液体石蜡、微晶纤维素、聚乙烯吡咯烷酮（K30）。

实验器材：单冲压片机、硬度计、崩解仪、脆碎度测定仪、分析天平、普通天平、烘箱、药筛、尼龙药筛、乳钵等。

三、实验原理

1. **基本概念**　片剂系指原料药物或与适宜的辅料制成的圆形或异形的片状固体制剂。主要供内服应用，片剂是目前应用最为广泛的剂型之一。

中药还有浸膏片、半浸膏片和全粉片等。

片剂以口服普通片为主，另有含片、舌下片、口腔贴片、咀嚼片、分散片、可溶片、泡腾片、阴道片、阴道泡腾片、缓释片、肠溶片与口崩片等。

2. **实验原理**　片剂的质量取决于处方组成、辅料选择和制备工艺。通常用于压片的物料（颗粒或粉末）需要具备良好的可压性、流动性和润滑性。可压性好的物料在受压过程中可塑性大，易于成型，在适度的压力下，可压成硬度符合要求的片剂。压片物料应具备良好的流动性，可以顺利、匀速地流入压片机的模孔，才能保障片剂重量差异及药物含量均匀度合格，且物料有良好的润滑性，才能在压片过程中不发生黏冲现象，保证压片过程顺利，得到完整、光洁的片剂。

3. **制备工艺**　片剂的制备方法通常有制粒压片法和直接压片法，制粒方法又分为湿法制粒和干法制粒。本实验采用湿法制粒，湿法制粒压片法是在原辅料中加入润湿剂或黏合剂，使物料在制粒前相互黏附，随后通过干燥过程促使物料粒子相互聚集，再制粒压片的方法。本法可以较好地解决粉末流动性差、可压性差的问题（图4-4）。

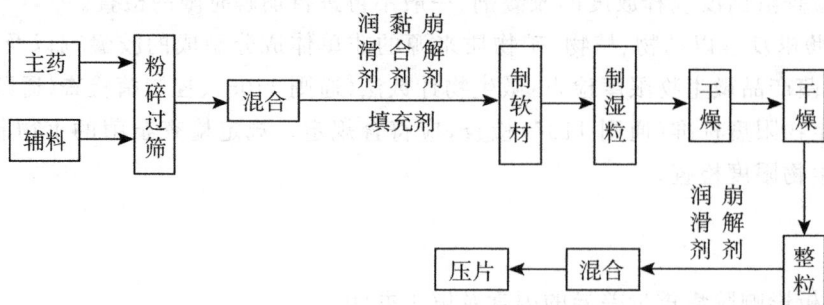

图4-4　片剂制备流程

四、实验内容

(一)复方阿司匹林(乙酰水杨酸)片的制备

[处方]

阿司匹林(乙酰水杨酸)	268g
对乙酰氨基酚	136g
咖啡因	33.4g
淀粉	266g
淀粉浆(15%～17%)	85g
滑石粉	25g(5%)
轻质液体石蜡	2.5g
酒石酸	2.7g
制成	1000片

[实验材料准备]

(1)制粒时宜用尼龙筛网,避免金属使阿司匹林加速降解。

(2)单冲压片机使用前应清理干净。

(3)复方阿司匹林片用于发热、头痛、神经痛、牙痛、月经痛、肌肉痛、关节痛。规格:每片含乙酰水杨酸268mg、对乙酰氨基酚136mg、咖啡因33.4mg,片重0.8186g(这部分规格和片重没有查到资料,目前的处方为乙酰水杨酸、非那西丁和咖啡因)。

[制法]

(1)对乙酰氨基酚颗粒的制备。称取对乙酰氨基酚、咖啡因和1/3量的淀粉分别磨成细粉过100目筛混匀,加入淀粉浆(15%～17%)制软材,过14目或16目尼龙筛制湿颗粒,70℃干燥,过12目尼龙筛整粒。

(2)混合。对乙酰氨基酚颗粒与乙酰水杨酸混合均匀,最后加剩余的淀粉(预先在100～105℃干燥)及吸附有轻质液体石蜡的滑石粉,共同混匀后,再过12目尼龙筛。

(3)压片(单冲压片机压片)。

1)单冲压片机的装卸。①装下冲头:转动手轮使下冲芯杆升到最高位置,把下冲插入下冲芯杆的孔中,注意使下冲杆的斜面缺口对准下冲紧固螺栓,并要插到底,然后旋紧下冲固定螺栓。旋转片重调节器,使下冲头在较低的部位。②安装中模:旋松中模固定螺栓,将中模垂直放入台板孔中,确实到位后再旋紧固定螺栓,然后小心地将模板装在机座上,注意不要损坏下冲头。调节出片调节器,使下冲头上升到恰与模圈齐平。③安装上冲头:旋松上冲紧固螺母,把上冲插入上冲芯杆的孔中,插到底然后紧固螺母。④转动压力调节器,使上冲头处在压力较低的部位,用手缓慢地转动压片机的转轮,使上冲头逐渐下降,观察其是否在冲模的中心位置,如果不在中心位置,应上升上冲头,稍微转动平台固定螺丝,移动平台位置直至上冲头恰好在冲模的中心位置,旋紧平台固定螺丝。⑤装好饲料靴、加料斗,用手转动压片机转轮,如上下冲移动自如,则安装正确。⑥压片机的拆卸与安装顺序相反,拆卸顺序如下:加料斗→饲料器→上冲-冲模平台→下冲。

2)试压片。单冲压片机安装完毕,加入颗粒,用手摇动转轮,试压数片,称其片重。

3)调节片重。调节片重调节器,使压出的片重与设计片重相等;旋松固定螺栓,松开调节轮压板,转动下调节轮向右旋转片重增加,向左旋转片重减小。调好后,装上压板,固定螺栓。

4)调节药片硬度。调节压力调节器,使压出的片剂有一定的硬度。旋松连杆锁紧螺母,转动连杆,向左旋转使上冲芯杆向下移动,则压力加大,压出的药片硬度增加;反之则压力减小,药片硬度降低,调好后应旋紧锁紧螺母。调节适当后,再开动电动机进行试压,达到要求后正式压片。

5)压片过程应经常检查片重、硬度等,发现异常,应立即停机进行调整。

6)压片完毕,关闭电源,清洁单冲压片机。

[注意事项]

(1)淀粉浆的制备。

1)煮浆法。取淀粉缓慢加入全量的水,不断搅匀,避免结块,加热并不断搅拌至沸,放冷,即得。

2)冲浆法。取淀粉加少量冷水,搅匀,然后冲入一定量的沸水,不断搅拌,至半透明糊状,此法适宜小量制备。

(2)处方中乙酰水杨酸、对乙酰氨基酚和咖啡因为主药,其中乙酰水杨酸和对乙酰氨基酚具有解热镇痛的作用,咖啡具有中枢兴奋作用,淀粉为填充剂和崩解剂,淀粉浆为黏合剂,滑石粉和轻质液体石蜡为润滑剂。

(3)乙酰水杨酸为不稳定药物,遇水易水解,其水解受金属离子的催化,因此,处方中加入酒石酸,可在湿法制粒过程中有效减少乙酰水杨酸水解。采用分别制粒方法避免乙酰水杨酸与水直接接触。使用尼龙网筛制粒,滑石粉为润滑剂,避免使用硬脂酸镁,降低乙酰水杨酸水解。

(4)轻质液体石蜡适量可使滑石粉更易于黏附在颗粒的表面,在压片震动时不易脱。

[质量检查]

1. 外观检查　应完整光洁,色泽均匀,边缘整齐,片形一致。

2. 重量差异检查　照下述方法检查,应符合规定。

检查方法:取供试品 20 片,精密称定总重量,求得平均片重后,再分别精密称定每片的重量,每片重量与平均片重比较(凡无含量测定的片剂或有标示片重的中药片剂,每片重量应与标示片重比较),按表中的规定,超出重量差异限度的不得多于 2 片,并不得有 1 片超出限度 1 倍(表 4-4)。

表 4-4　片剂重量差异

平均片重或标示片重	重量差异限度
<0.30g	±7.5%
≥0.30g	±5%

3. 硬度检查　采用片剂硬度测定仪,将药片置于两个压板之间,沿直径方向徐徐加压,刚刚破碎时的压力即为该片的硬度,一般认为能承受 40～60N 的压力即为合格。

4. 脆碎度检查　用于检查非包衣片的脆碎情况及其他物理强度,如压碎强度等,采用脆碎度检查仪。

检查方法:片重为 0.65g 或以下者取若干片,使其总重量为 6.5g,片重大于 0.65g 者取 10

片。用吹风机吹去片剂脱落的粉末,精密称重,置圆筒中,转动 100 次。取出,同法除去粉末,精密称重,减失重量不得超过 1%,且不得检出断裂、龟裂及粉碎的片。本试验一般仅做 1 次。如减失重量超过 1%时,应复测 2 次,3 次的平均减失重量不得超过 1%,并不得检出断裂、龟裂及粉碎的片。

5. 崩解时限　用于检查口服固体制剂在规定条件下的崩解情况。采用升降式崩解仪。

崩解系指口服固体制剂在规定条件下全部崩解溶散或成碎粒,除不溶性包衣材料或破碎的胶囊壳外,应全部通过筛网。如有少量不能通过筛网,但已软化或轻质上漂且无硬心者,可作符合规定论。

除另有规定外,凡规定检查溶出度、释放度或分散均匀性的制剂,不再进行崩解时限检查。

取药片 6 片,分别置 6 管吊篮的玻璃管中,每管各加 1 片,准备工作完毕,进行崩解度测定,各片均应在 15 分钟内全部溶散或崩解成碎片粒,并通过筛网。如残存有小颗粒不能全部通过筛网时,应另取 6 片复试,并在每管中加入药片后随即加入挡板各 1 片,按上述方法检查,应在 15 分钟内全部通过筛网。

6. 溶出度　溶出度系指活性药物从片剂、胶囊剂或颗粒剂等普通制剂在规定条件下溶出的速率和程度,在缓释制剂、控释制剂、肠溶制剂及透皮贴剂等制剂中也称释放度。

测定方法(桨法):测定前,应对仪器装置进行必要的调试,使桨叶底部距溶出杯的内底部 $25mm \pm 2mm$。分别量取溶出介质置各溶出杯内,实际量取的体积与规定体积的偏差应在 $\pm 1\%$ 范围之内,待溶出介质温度恒定在 $37℃ \pm 0.5℃$ 后,取供试品 6 片,分别投入 6 个溶出杯内。注意避免供试品表面产生气泡,立即按各品种项下规定的转速启动仪器,计时;至规定的取样时间(实际取样时间与规定时间的差异不得过 $\pm 2\%$),吸取溶出液适量(取样位置应在桨叶顶端至液面的中点,距溶出杯内壁 10mm 处;需多次取样时,所量取溶出介质的体积之和应在溶出介质的 1% 之内,如超过总体积的 1% 时,应及时补充相同体积的温度为 $37℃ \pm 0.5℃$ 的溶出介质,或在计算时加以校正),立即用适当的微孔滤膜滤过,自取样至滤过应在 30 秒内完成。取澄清滤液,照该品种项下规定的方法测定,计算每片(粒、袋)的溶出量。

符合下述条件之一者,可判为符合规定。

(1)6 片中,每片的溶出量按标示量计算,均不低于规定限度(Q)。

(2)6 片中,如有 1~2 片低于但不低于 Q-10%,且其平均溶出量不低于 Q。

(3)6 片中,有 1~2 片低于 Q,其中仅有 1 片(粒、袋)低于 Q-10%,但不低于 Q-20%,且其平均溶出量不低于 Q 时,应另取 6 片复试;初、复试的 12 片中有 1~3 片低于 Q,其中仅有 1 片低于 Q-10%,但不低于 Q-20%,且其平均溶出量不低于 Q。

以上结果判断中所示的 10%、20%是指相对于标示量的百分率(%)。

(二)自主实验(对接药物制剂大赛)

[处方]

微晶纤维素	2100g
淀粉	900g
10%聚乙烯吡咯烷酮(K30)	适量
制成	3000g

[制法]

微晶纤维素和淀粉混合均匀后,加入 10%聚乙烯吡咯烷酮溶液制软材,10 目筛网制粒,沸腾干燥至水分小于 5%,旋转压片机压片。

[质量检查]

(1)重量差异。

(2)硬度。

(3)脆碎度。

[评分细则]

评分细则详见表 4-5。

表 4-5 评分细则

序号	考试内容	分值	评分要点
1	产量	4	(1)要求压制片剂数量:1500 片;未按时完成生产任务者扣 4 分 (2)外观应完整光洁,色泽均匀
2	片重差异检查	4	以 0.3g 作为平均片重,合格限为 0.285～0.315g。取 20 片所压片检查,如有 2 片及 2 片以上片重差异超过合格限 0.015g 或有 1 片片重差异超过合格限 0.03g,本项为 0 分
3	硬度	4	硬度在 40～70(N)内合格。取 7 片,每有 1 片不合格扣 1 分;如有 4 片及 4 片以上不合格,本项为 0 分
4	脆碎度	4	取 22 片(总重约为 6.5g)进行检查,符合 2015 版《中国药典》要求

五、思考题

(1)从处方和工艺角度分析制备阿司匹林片剂时如何避免阿司匹林的分解?

(2)片剂产生硬度、脆碎度和崩解时限不合格的因素有哪些?

任务五　滴丸剂的制备

一、实验目的

(1)掌握滴丸剂的制备方法和工艺流程。

(2)熟悉影响滴丸剂质量的主要因素及控制方法。

(3)了解滴丸的制备原理。

二、实验材料

实验药品:苏合香脂、冰片、PEG6000、液体石蜡。

实验器材:滴丸机、分析天平。

三、实验原理

1. **基本概念**　滴丸剂系指原料药物与适宜的基质加热熔融混匀,滴入不相混溶、互不作用的冷凝介质中制成的球形或类球形制剂。滴丸剂主要供口服,亦可供眼、耳、鼻、直肠、阴道等外用。

2. **实验原理**　滴丸的制备原理是基于固体分散法。固体分散法利用载体材料将难溶性药物分散成分子、胶体或微晶状态,然后再制成一定剂型。采用此法制备滴丸的具体操作是选择亲水性基质或水不溶性基质,加热熔融,然后加入药物,搅拌使全溶、混悬或乳化,在保温条件下滴入与之不相混溶的冷凝液中,控制一定速度,使其固化成圆整的球形。

3. **制备工艺**　滴制法是将药物均匀分散在熔融的基质中,再滴入不相混溶的冷凝液中,冷凝收缩成丸的方法(图 4-5)。

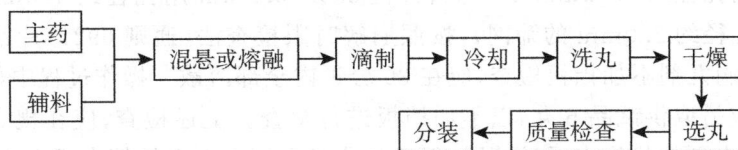

```
┌────┐
│主药│──┐    ┌──────────┐   ┌────┐   ┌────┐   ┌────┐   ┌────┐
├────┤  ├──→│混悬或熔融│──→│滴制│──→│冷却│──→│洗丸│──→│干燥│
│辅料│──┘    └──────────┘   └────┘   └────┘   └────┘   └────┘
└────┘                                                        │
                ┌────┐   ┌────────┐   ┌────┐   ┌────┐         │
                │分装│←──│质量检查│←──│选丸│←─────────────────┘
                └────┘   └────────┘   └────┘
```

图 4-5　滴制法

四、实验内容

(一)苏冰滴丸的制备

[处方]

苏合香脂	100g
冰片	200g
PEG6000	700g
制成	1000 丸

[实验材料准备]

(1)滴丸机的清洁、安装和调试。

(2)滴出口与冷凝液面间的距离不宜过大,防止药液液滴与冷凝液面碰撞而跌散药液。

(3)用途。用于胸闷、心绞痛、心肌梗死及冠心病的治疗。常见规格:每丸 50mg。

[制法]

(1)药液的混合。取 PEG6000 放入容器中,油浴加热至 90～100℃熔融,然后加入苏合香脂及冰片,搅拌溶解,移至滴灌中,80～90℃保温。

(2)滴制。根据滴丸机操作规程进行滴丸制备,将药液滴入冷却的液体石蜡中成丸。

(3)洗丸。取出滴丸,摊在纸上,吸去油丸表面的液体石蜡(必要时可用乙醚或乙醇洗涤),自然干燥,即得。

[质量检查]

(1)外观。应圆整,大小、色泽应均匀,无粘连现象。

(2)重量差异。除另有规定外,滴丸剂照下述方法检查,应符合规定。

检查方法:取供试品 20 丸,精密称定总重量,求得平均丸重后,再分别精密称定每丸的重量。每丸重量与标示丸重相比较(无标示丸重的,与平均丸重比较),按下表中的规定,超出重量差异限度的不得多于 2 丸,并不得有 1 丸超出限度 1 倍(表 4-6)。

表 4-6 滴丸剂重量差异

标示丸重或平均丸重	重量差异限度
≤0.03g	±15%
0.03～0.1g	±12%
0.1～0.3g	±10%
>0.3g	±7.5%

(3)溶散时限。除另有规定外,取供试品 6 丸,选择适当孔径筛网的吊篮(丸剂直径在 2.5mm 以下的用孔径约 0.42mm 的筛网、直径 2.5～3.5mm 用孔径约 1.0mm 的筛网、直径 3.5mm 以上用孔径约 2.0mm 的筛网),按照崩解时限检查法(通则 0921)片剂项下的方法加挡板进行检查。滴丸剂不加挡板检查,应在 30 分钟内全部溶散。操作过程中如供试品黏附挡板妨碍检查时,应另取供试品 6 丸,以不加挡板进行检查。上述检查,应在规定时间内全部通过筛网。如有细小颗粒状物未通过筛网,但已软化且无硬心者可按符合规定论。

(4)微生物限度。以动物、植物、矿物质来源的非单体成分制成的丸剂,生物制品丸剂,照非无菌产品微生物限度检查:微生物计数法(通则 1105)和控制菌检查法(通则 1106)及非无菌药品微生物限度标准(通则 1107)检查,应符合规定。生物制品规定检查杂菌的,可不进行微生物限度检查。

五、思考题

(1)采用滴制法制备滴丸时应注意哪些问题?

(2)影响滴丸成型的因素有哪些?

项目五　半固体制剂的制备

任务一　软膏剂的制备

一、实验目的

(1)掌握不同类型基质软膏剂的一般制备方法。

(2)学会不同方法制备软膏剂的方法和操作要点。

二、实验材料

实验药品:氧化锌、蒸馏水、凡士林、石蜡、羊毛脂、1%苯甲酸钠水溶液、卡波沫 940、三乙醇胺等。

实验器材:100 目筛、研钵、烧杯、量杯、药匙、药刀、滴管、天平、蒸发皿、玻璃棒、酒精灯等。

三、实验原理

1. **基本概念**　软膏剂系指原料药物与油脂性或水溶性基质混合制成的均匀的半固体外

用制剂。它可在局部发挥疗效或起保护和润滑皮肤的作用。主要由药物和基质组成,常用的软膏剂基质有油脂性基质、水溶性基质和乳剂型基质。

2. **实验原理** 软膏的制备,可根据药物及基质的性质选用研和法、熔和法和乳化法。药物加入方法,按照可溶于基质中的药物、不溶性药物、半黏稠性药物、共熔成分药物以及中草药软膏剂等采用不同加入方法。

操作要点:

(1)应选用纯净的基质,否则加热熔化后需过滤,除去杂质,或加热灭菌后备用。

(2)混合基质熔化时应将熔点高的先熔化,然后加入熔点低的熔化。

(3)基质中可以根据含药量的多少及季节的不同,酌加蜂蜡、石蜡、液体石蜡或植物油,来调节软膏的硬度。

(4)不溶性药物应先研细过筛、再按照等量递加法与基质混合。药物加入熔化基质后,需不停搅拌至冷凝,否则药物会分散不匀。但已凝固的应停止搅拌,否则进入空气会使软膏不能久贮。

(5)挥发性或受热易破坏的药物,需要基质冷却至 40℃ 以下时加入。

(6)含水杨酸、苯甲酸、鞣酸及汞盐等药物的软膏,配置时应注意避免与铜、铁等金属器具接触而变色。

(7)水相与油相两者混合的温度一般应控制在 80℃ 以下,且二者温度应基本相等,以免影响乳膏的细腻性。

(8)乳化法中两相混合的搅拌速度不能过慢或过快,以免乳化不完全或因混入大量空气而使成品失去细腻和光泽并易变质。

3. **制备工艺** 软膏剂的制备按照其制备量、设备条件、基质种类的不同,采用的方法也不同。溶液型或混悬型软膏剂常采用研和法及熔和法制备,乳化法是乳膏剂制备的专用方法。

(1)研和法。指在常温下通过研磨和搅拌使药物与基质均匀混合的制备方法。此法适用于对热不稳定、不溶于基质的药物。制备时,取已研细的药物与适量的基质研磨混匀成糊状后,按等量递加法加入余下的基质,研磨均匀,直至涂于手背无颗粒感为止。小量制备时可在研钵或软膏板上进行,大量制备时可使用软膏研磨机。

(2)熔和法。是指在基质加热熔化的状态下将药物加入混合均匀的制备方法。此法适用于常温不能与药物混匀的基质或熔点较高的基质。制备时,应先将熔点较高的基质熔化,再按熔点高低顺序依次加入其余基质,待基质全部熔化后加入液体组分和药物,不断搅拌使其混合均匀,至基质冷却凝固后停止。此操作常使用蒸汽夹层锅或电加热锅。熔和法常用于大量制备油脂性基质的软膏。

(3)乳化法。是将油相、水相分别加热至 80℃ 左右后混合,通过搅拌使之乳化、混匀、冷却,从而制得乳剂型软膏剂的方法。乳化法用于乳剂型基质软膏的制备。制备时,将处方中的油溶性组分和油脂性基质加热至 80℃ 成油相,另将水溶性组分溶于水后加热至 80℃ 成水相,然后将水相逐步加入油相中并不断搅拌,至其完全乳化并冷凝即得。水相温度应该略高于油相,以防止两相混合时油相组分过早凝结。

四、实验内容

(一)氧化锌软膏的制备

[处方]

氧化锌	150g
凡士林	适量
制成	1000g

[制法]

取氧化锌过100目筛除去粗粉,分次加入熔化的凡士林,用力研匀,直至冷却,即得。

[制剂评注及注意事项]

(1)氧化锌应过100目筛取粉。

(2)研磨时应注意方向一致,并由乳钵中心向外、再由外向中心研磨。

(3)分次加入熔化的凡士林时,应注意第一次加入的量,一般以一次加入能研成糊状所需量即可。如先加熔化的凡士林量太多,会引起颗粒凝结不易制成细腻的软膏。

(4)本品尚有5%及10%浓度。

(5)用途。具缓和、收敛、保护作用,常用于皮炎、湿疹。

(二)凡士林软膏的制备

[处方]

羊毛脂	50g
石蜡	100g
凡士林	850g

[制法]

取石蜡在水浴上加热熔化,再逐渐加入羊毛脂与凡士林,继续加热,使其完全融合,不断搅拌至冷,即得。

[制剂评注及注意事项]

(1)研磨时应注意方向一致,并由乳钵中心向外、再由外向中心研磨。

(2)制成黄色均匀黏稠半固体,均匀细腻,无沉淀、无颗粒。

(3)用途。对于冬季皮肤干燥引起的手脚部位皮肤开裂、痛痒及角化型手脚破裂有很好的防护效果。具有止痒润肤、保湿、防冻裂的功能,特别适合在寒冷干燥气候使用。

(三)水溶性软膏基质的制备

[处方]

甘油	24.4g
蒸馏水	24.7g
1%苯甲酸钠水溶液	1ml
卡波沫940	0.25g
三乙醇胺	0.25g

[制法]

(1)在搅拌下,将卡波沫940缓慢地加入水中,搅拌至卡波沫940全部分散。

(2)加入甘油,搅拌均匀后,加三乙醇胺,加热至胶体沸腾,以驱尽其中的空气泡,煮沸10

分钟,冷却至室温,最后加入苯甲酸钠水溶液,搅拌均匀,即得。

[制剂评注及注意事项]

(1)卡波沫 940 在搅拌时容易产生气泡,因此,胶体加热时间一般应以除尽气泡为度。

(2)1%苯甲酸钠水溶液的配制。称取苯甲酸钠 1g,蒸馏水定容至 100ml,即得。

(四)氟轻松软膏的制备

[处方]

氟轻松	0.25g
三乙醇胺	20g
甘油	50g
硬脂酸	150g
羊毛脂	20g
凡士林	250g
对羟基苯甲酸乙酯	1g
蒸馏水	适量
制成	1000g

[制法]

(1)取三乙醇胺、甘油、对羟基苯甲酸乙酯溶于水中,并在水浴上加热至 70～80℃。

(2)另取硬脂酸在水浴上熔化,加入羊毛脂和凡士林,并保持温度在 70～80℃。

(3)在不断搅拌下将油相逐渐加入上述等温的水相中,搅拌至凝固呈膏状,最后加入研细的氟轻松搅拌,即得。

[制剂评注及注意事项]

(1)氟轻松醋酸酯为白色结晶性粉末,无臭,熔点为 272～278℃,不溶于水,溶于乙醇。

(2)本品含量较低,制备时应注意混匀。

(3)本品为 O/W 型乳膏基质。三乙醇胺与硬脂酸生成的胺皂为乳化剂,羊毛脂具有强的吸水性能,使软膏具有适宜的稠度,甘油为保湿剂。

(4)用途。用于萎缩性皮炎,接触性、神经性、脂溢性皮炎,肛门瘙痒及湿疹等。

(五)含油酸山梨坦为主要乳化剂的乳剂型基质的制备

[处方]

单硬脂酸甘油酯	120g
蜂蜡	50g
石蜡	50g
白凡士林	50g
液体石蜡	250g
油酸山梨坦	20g
聚山梨酯 80	10g
羟苯乙酯	1g
蒸馏水	加至 1000g

[制法]

将油相成分(单硬脂酸甘油酯、蜂蜡、石蜡、白凡士林、液体石蜡、油酸山梨坦)与水相成分(聚山梨酯 80、羟苯乙酯、蒸馏水)分别加热至 80℃,将水相加入到油相中,边加边搅拌至冷凝即得。

[制剂评注及注意事项]

处方中油酸山梨坦与硬脂酸甘油酯同为主要乳化剂,形成 W/O 型乳剂型基质,聚山梨酯 80 用以调节适宜的 HLB 值,起稳定作用。单硬脂酸甘油酯、蜂蜡、石蜡均为固体,有增稠作用,单硬脂酸甘油酯用量大,制得的乳膏光亮细腻且本身为 W/O 型乳化剂。蜂蜡中含有的蜂蜡醇也能起较弱的乳化作用。

五、思考题

(1)软膏剂制备过程中加入药物的方法有几种?

(2)软膏剂的制备方法有哪些?不同类型的基质应选择何种方法制备?

任务二　不同软膏基质药物释放度比较

一、实验目的

(1)掌握不同类型基质的制备方法。

(2)了解不同类型基质对软膏中药物释放的影响。

二、实验材料

实验药品:水杨酸、羊毛脂、石蜡、凡士林、硬脂酸、月桂醇硫酸钠、甘油、蒸馏水、淀粉等。

实验器材:乳钵、烧杯(50ml 或 100ml)、量杯、药匙、滴管、天平、蒸发皿、玻璃棒、酒精灯、分光光度计等。

三、实验原理

1. 基本概念　对于软膏基质的评价,除熔点、酸碱度、黏度、稳定性和刺激性外,释药性能也是重要的检查项目,不同种类基质对于药物的释放是有差异的。根据制备工艺条件的不同,各种基质对药物的释放所产生的影响也不同,从而产生不同效果,但在大多数情况下,水溶性基质和乳剂型基质中药物释放最快,烃类基质中药物释放最差。

2. 实验原理　软膏剂中药物的释放主要依赖药物本身的性质,但基质在一定程度上也会影响药物的释放。对软膏剂中药物的释放有多种体外测定的方法,比较常用的方法是琼脂扩散法。

琼脂扩散法是采用琼脂凝胶作为扩散介质,将软膏剂涂在含有指示剂的凝胶表面,当药物分子进入琼脂凝胶中,就与其中的三氯化铁指示剂发生反应显红色。放置一段时间后,通过测定药物与指示剂产生的色层高度来比较药物从不同基质中释放的速度。

扩散池也是研究药物经皮吸收的一种重要装置,可用于软膏剂的处方筛选,透皮吸收促进剂的选择,研究基质、处方组成及促进剂等对药物透过速度的影响,控制经皮给药制剂的质量等。药物的透皮渗透实验是将剥离的皮肤夹在扩散池中,将药物置于皮肤的角质层面,于一定时间间隔测定皮肤另一侧接受介质中药物的浓度,分析药物通过皮肤的动力学模型。理想的透皮扩散池应具有适宜大小的扩散面积、密合性好,接收液保持漏槽条件,即接收液中药物浓度应始终接近零(因为在人体皮肤真皮内毛细血管丰富,药物渗透至该部位会立即进入容积庞大的体循环而使浓度接近零)、搅拌系统易于消除界面的扩散层,可维持稳定的温度且操作简便等。

本实验采用测定软膏中药物穿过无屏障性能的半透膜到达接受介质的速度即半透膜扩散法来测定药物的释放。

在一些情况下,软膏剂中药物经半透膜的扩散遵循 Higuchi 公式,即药物累积释药量 Q 与时间 t 的平方根成正比。即,$Q=K_1t_{1/2}$,但有时也符合关系式 $Q=K_2t$。因此,若以 Q 对 $t_{1/2}$ 作图(或 Q 对 t 作图),可得一直线,斜率为 K(K_1 或 K_2),K 值大小可反映出软膏剂中药物释放的快慢。

本实验直接以吸收度(A 按照《中国药典》2015 版第四部 0401 紫外-可见分光光度法测定)代替浓度(累积释药量)计算扩散系数(K)。因为溶液在 530nm 波长处的吸收度与浓度存在正比关系。故以 A 代替 Q 可简化标准曲线的制作和计算。

四、实验内容

(一)水杨酸软膏的制备

1. 单软膏

[处方]

水杨酸	0.5g
羊毛脂	0.5g
石蜡	1g
凡士林	8.5g

[制法]

取石蜡在水浴上加热熔化后,逐渐加入羊毛脂与凡士林继续加热,使完全融合,不断搅拌至冷,备用。另取乳钵,加研细的水杨酸 0.5g,分次加入以上基质 9.5g,研匀,即得单软膏。

2. O/W 型乳剂型基质软膏

[处方]

水杨酸	0.5g
硬脂酸	1.8g
凡士林	2.0g
液体石蜡	1.2ml
月桂醇硫酸钠	0.2g
甘油	0.1ml
蒸馏水	15ml

[制法]

取油相成分(硬脂酸、凡士林、液体石蜡)置蒸发皿中,于水浴加热至 80℃;另取水相成分(月桂醇硫酸钠、甘油、蒸馏水)于小烧杯中,水浴加热至 80℃,在等温下将水相成分以细流状加入油相成分中,在水浴上继续加热搅拌 10 分钟,然后在室温下继续搅拌至冷凝,备用。另取乳钵,加研细的水杨酸 0.5g,分次加入以上基质 9.5g,研匀,即得 O/W 型乳剂型基质软膏。

3. 水溶性基质软膏

[处方]

水杨酸	0.5g

淀粉	1.0g
甘油	8.0ml
蒸馏水	2.0ml

[制法]

取淀粉加水混匀,再加入甘油于水浴上加热使其充分糊化,备用。另取乳钵,加研细的水杨酸0.5g,分次加入以上基质9.5g,研匀,即得水溶性基质软膏。

4. 凡士林软膏

[处方]

水杨酸	0.5g
凡士林	9.5g

[制法]

取研细的水杨酸0.5g,于乳钵中,分次加入凡士林9.5g,即得。

(二)药物释放试验

(1)取上面制得的4种水杨酸软膏,分别置于内径约为2cm的短玻璃管内(管高约2cm),装填量约为1.5cm高,管口用玻璃纸包扎,使管口的玻璃纸无皱褶且与软膏紧贴无气泡。

(2)将上述短玻璃管按封贴玻璃面向下置于装有100ml、37℃蒸馏水的大试管中(大试管置于37℃±1℃的恒温水浴中),软膏的下面浸于水面下约1mm(定面积释放),分别于5、10、20、30、45、60分钟取样,每次取5ml,并同时补加5ml蒸馏水,按3种含量测定方法测定样品中水杨酸含量。

(3)水杨酸的含量测定。取各时间的样品液5ml,加入三氯化铁1ml,另取蒸馏水5ml,加显色剂1ml作为空白。在530nm波长下测其吸光度A,将实验结果记录于表5-1,求45分钟的累积吸收度。

[制剂评注及注意事项]

(1)加入水杨酸时,基质温度宜低,以免水杨酸挥发;另外,温度过高下加入,当冷凝后常会析出粗大的药物结晶;制备中应避免与金属器具接触以防水杨酸变色。

(2)水杨酸遇Fe^{3+}可变成紫色;多种金属离子能促使水杨酸氧化为醌式结构的有色物质,故配制及贮存时禁止与金属器具接触。

[实验结果]

(1)将软膏剂的体外释药速率测定结果记录于表5-1。

表 5-1 半透膜扩散法测定数据

时间(分钟)	单软膏		O/W 型乳剂型基质软膏		水溶性基质软膏		凡士林软膏	
	A	A累积	A	A累积	A	A累积	A	A累积
5								
10								
20								
30								
45								
60								

$A_{累积}$可按下式计算：$A_{累积} = A_i + 5/V \sum A_{i-1}$

式中：$A_{累积}$为累积吸光度；A_i为各取样时间测得的吸光度；V 为接收液体积(ml)

(2)作图。以 $A_{累积}$ 对 t 作图。

(3)讨论水杨酸的不同基质软膏药物扩散速度的快慢及原因。

五、思考题

(1)O/W 型乳剂型基质常用哪几种乳化剂？

(2)影响水杨酸从软膏基质中释放的因素有哪些？

任务三 创新创意实验

紫草膏制备

一、实验目的

(1)掌握紫草膏的制备方法及操作关键。

(2)熟悉紫草膏制备过程中的注意事项。

二、实验材料

实验药品：紫草、当归、防风、地黄、白芷、乳香、没药、麻油、蜂蜡等。

实验器材：粉碎机、药筛(80~100 目)、铁研船、铁锅、漏勺、滤纸或脱脂棉或纱布、电炉、玻璃棒等。

三、实验原理

中药软膏剂可将药物直接用植物油加热浸取，滤取油浸液与基质混合；中药材细粉可直接与基质混合或制成浸出制剂再与基质混合。为了便于储存应酌加防腐剂。

四、实验内容

[处方]

紫草	500g
当归	150g
防风	150g
地黄	150g
白芷	150g
乳香	150g
没药	150g

[制法]

(1)乳香、没药粉碎成细粉；当归、防风、地黄、白芷四味药碎断，紫草用水湿润，混合均匀，过 80～100 目筛。

（2）另取麻油 6000g 同当归、防风、地黄、白芷四味药置锅内,加热炸枯至白芷变黄色时,捞除残渣,将紫草置入,继续加热,用微火缓缓炸至油呈紫红色为度,捞除残渣滤过。

（3）另取蜂蜡（麻油每 30g 加蜂蜡 6～12g,夏季多加,冬季少加）置油内加热熔化,搅拌均匀。

（4）待降至温热,最后加入乳香、没药,充分搅匀,即得成品。

［制剂评注及注意事项］

（1）按照处方药物量配齐各药物,能正确使用台秤。

（2）功能与主治。化腐生肌。用于疮疡,痈疽已溃。

（3）用法与用量。外用,摊于纱布上贴患处,每隔 1～2 日换药 1 次。

五、思考题

制备紫草膏需要注意哪些问题?

润唇膏制备

一、实验目的

（1）掌握润唇膏的制备方法及操作关键。

（2）熟悉润唇膏制备过程中的注意事项。

二、实验材料

实验药品:石蜡、羊毛脂、羊毛醇、凡士林、氢化动物脂、蓖麻油、丁基羟基茴香醚、色素、胶原水解蛋白、金盏花提取物、香精。

实验器材:烧杯、天平、玻璃棒、电炉、漏斗、模具等。

三、实验原理

唇膏（口红）,古时称为"口脂"或"唇脂"。世界上的第一支口红在苏美人的城市乌尔被发现,古埃及人会使用黑色、橘色、紫红色的口红,并且男女都会使用。在 17－18 世纪,法国和英国男士都流行涂口红。中国唐朝贵族妇女和教坊歌妓喜欢以檀色（赭红）注唇,后世沿用。制造唇膏的主要原料有油脂、蜡类、色素和香精等。其中油脂、蜡类是唇膏的基质,色素是唇膏中极其重要的成分。

四、实验内容

［处方］

石蜡	23g
羊毛脂	10g
羊毛醇	12g
凡士林	12g
氢化动物脂	11g
蓖麻油	14g

丁基羟基茴香醚	1g
色素	10g
胶原水解蛋白	2g
金盏花提取物	4g
香精	1g

［制法］

(1)将前6种原料混合,加热至80~90℃,使之完全溶化。

(2)加入丁基羟基茴香醚,过滤均化混合物待用。

(3)加入色素、胶原水解蛋白和金盏花提取物的混合物,并在30~40℃过滤。

(4)将此滤液与(2)中均化混合物混合,然后加入香精。

(5)将(4)中的混合物浇注入模成型,即得。

［制剂评注及注意事项］

配方中的金盏花提取物对唇部有滋润作用。

五、思考题

(1)制备润唇膏的主要原料有哪些?

(2)制备润唇膏需要注意什么?

项目六　其他制剂的制备

任务一　栓剂的制备与质量检查

一、实验目的

1. 了解各类栓剂基质的特点及适用情况。

2. 掌握热熔法制备栓剂的工艺。

3. 掌握栓剂的质量检查方法。

二、实验材料

实验药品:阿司匹林、半合成脂肪酸酯、甘油、干燥碳酸钠、硬脂酸、蒸馏水、液体石蜡等。

实验器材:栓模、蒸发皿、水浴箱(锅)、冰浴箱(锅)、研钵等。

三、实验原理

1. 基本概念　栓剂系指原料药物与适宜基质制成供腔道给药的固体制剂。目前,常用的栓剂有肛门栓和阴道栓等。肛门栓一般呈鱼雷形或圆锥形,阴道栓呈球形、卵形、鸭舌形等(图6-1)。栓剂应有一定硬度、无刺激性、外观完整光滑,常温下为固体,纳入人体腔道后,在体温下能迅速软化熔融或溶解于分泌液,逐渐释放药物从而产生局部或全身作用。

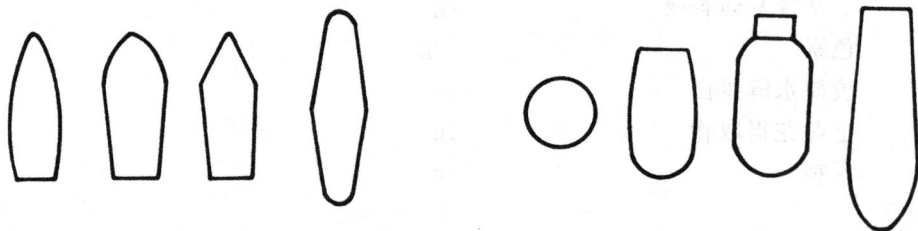

图 6-1 常用栓剂

2. 实验原理 栓剂的治疗作用受基质影响较大。栓剂的基质可以分为脂肪性基质、水溶性及亲水性基质两大类。前者如可可豆脂、半合成脂肪酸酯等。后者如甘油明胶、聚氧乙烯40 单硬脂酸酯(S-40)和聚乙二醇类等。某些基质中还可以加入表面活性剂使药物易于释放而被机体吸收。

栓剂的制备方法包括热熔法、冷压法和搓捏法,可按基质的不同性质选择制备方法。脂肪性基质栓剂的制备可以采用上述方法的任何一种,而水溶性及亲水性基质的栓剂多采用热熔法制备。热熔法制备栓剂的工艺流程:基质→熔化→加入药粉混匀→灌模→冷却→削平→脱模→质检→包装。

栓剂的质量评定内容包括主药含量、外观、重量差异、融变时限、硬度、变形温度及体外溶出试验等。

3. 制备工艺 栓剂的工业化生产采用自动化、机械化设备。自动化模制机可将栓剂制备全过程由机器完成,包括倾注冷却、脱模清模等全过程。旋转式栓剂制备机产量每小时可达3500～6000 枚。近年来还有用铝箔或聚乙烯氟乙烯等塑料作为包装材料,由热压或吸塑模制成栓剂模孔,将软材直接灌注于其中封口,冷凝即得;将栓剂成型或包装连在一起的"一条式"制栓机器。

四、实验内容

(一) 阿司匹林栓的制备(脂肪性基质栓)

[处方]

阿司匹林	3.0g
半合成脂肪酸酯	适量
制成圆锥形肛门栓	5 枚

[制法]

(1)纯基质栓的制备。称取半合成脂肪酸酯10g 置于蒸发皿中水浴加热,待 2/3 基质熔化时停止加热,搅拌使全熔,待基质呈黏稠状态时,灌入已涂有润滑剂的栓剂模型内,冷却凝固后削去模口上溢出部分,脱模,得到完整的纯基质栓数枚。

(2)含药栓的制备。称取半合成脂肪酸酯 6g 置于蒸发皿中水浴加热,待 2/3 基质熔化时停止加热,搅拌使全熔;称取研细的阿司匹林粉末(过 100 目筛)3g,分次加入熔化的基质中,不断搅拌使药物均匀分散,待此混合物呈黏稠状态时,灌入已涂有润滑剂的模型内,冷却凝固后削去模口上溢出部分,脱模,得到完整的含药栓数枚。

[制剂评注及注意事项]

(1)采用模制成型法(热熔法)制备栓剂时,需要用栓模,在使用前应该将栓模洗净、擦干,再用棉签蘸润滑剂少许,涂布于栓模内,注模时应稍溢出模孔,若含有不溶性药物应随搅随注,以免药物沉积于模孔底部,冷却后再切去溢出部分,使栓剂底部平整。

(2)取出栓剂时,应自底部推出,如果有多余的润滑剂,可以用滤纸吸去。

(3)栓模内所涂润滑剂,脂肪性基质多用肥皂醑(用软肥皂、甘油各1份与95%乙醇5份混合所制的醇溶液),水溶性及亲水性基质多用液体石蜡、麻油等。

(4)栓剂制成后,分别用药品包装纸包裹,置于玻璃瓶或纸盒内,在25℃以下贮藏。

(二)甘油栓的制备(亲水性基质栓)

[处方]

甘油(相对密度1.25)	16g
干燥碳酸钠	0.4g
硬脂酸	1.6g
蒸馏水	2.0ml
制成圆锥形肛门栓	6枚

[制法]

取干燥碳酸钠与蒸馏水置蒸发皿内,搅拌溶解,加甘油混合后置水浴上加热,同时缓缓加入硬脂酸细粉,随加随搅,待泡沸停止,溶液澄明后,注入涂有润滑剂(液体石蜡)的栓模中,稍微溢出模口,冷却凝固后削去模口溢出部分,脱模,得甘油栓。

[制剂评注及注意事项]

(1)欲求外观透明,皂化须完全(水浴上需1～2小时),加酸搅拌不宜太快,以免搅入气泡。制备甘油栓时,水浴要保持沸腾,硬脂酸细粉应少量分次加入,与碳酸钠充分反应,直至泡沸停止,溶液澄明,皂化反应完全才能停止加热。

(2)碱量比理论量超过10%～15%,皂化快,成品软而透明。

(3)水分含量不宜过多,否则成品浑浊,也有主张不加水的。

(4)栓模预热至80℃左右,注模后应该缓慢冷却,成品硬度更适宜。

[质量检查]

(1)外观与色泽。本品为无色或几近无色的透明或半透明栓剂,外观应完整光洁。

(2)重量差异。栓剂的重量差异限度可按下法测定:取栓剂10粒,精密称定总重量,求得平均粒重后,再分别精密称定各粒的重量。每粒重量与平均粒重相比较,超出重量差异限度的栓剂不得多于1粒,并不得超出限度1倍(表6-1)。

$$重量差异限度=\frac{每粒重量-平均重量}{平均重量}\times100\%$$

表6-1　栓剂重量差异

平均重量	重量差异限度
≤1.0g	±10%
1.0～3.0g	±7.5%
>3.0g	±5%

（3）融变时限。按照《中国药典》规定,取栓剂 3 粒,在室温放置 1 小时后,分别放在 3 个金属架的下层圆板上,装入各自的套筒内,并用挂钩固定。将上述装置分别垂直浸入盛有不少于 4L 的 37℃±0.5℃水的容器中,其上端位置应在水面下 90mm 处。容器中装一转动器,每隔 10 分钟在溶液中翻转该装置一次。除另有规定外,脂肪性基质的 3 粒栓剂均应在 30 分钟内全部融化、软化或触压时无硬心;水溶性基质的 3 粒栓剂均应在 60 分钟内全部溶解。如有 1 粒不符合规定,应另取 3 粒复试,均应符合规定。

[实验结果]

（1）栓型的外观。

（2）将栓剂的质量检查结果记录于表 6-2 中。

（3）栓剂的触变时限检查结果。

表 6-2　栓剂质量检查结果

	1	2	3	4	5	6	7	8	9	10
每粒重量(g)										
平均重量(g)										
重量差异										
结论										

五、思考题

（1）热熔法制备阿司匹林栓应注意什么问题?

（2）结合实验说明计算置换价有何意义?

（3）甘油栓的制备原理是什么?操作时有哪些注意点?

任务二　膜剂的制备

一、实验目的

（1）掌握涂膜法小批量制备膜剂的方法。

（2）熟悉常用成膜材料的性质和特点。

二、实验材料

实验药品:硝酸钾、羧甲基纤维素钠(CMC-Na)、吐温 80、甘油、蒸馏水。

实验器材:玻璃板、玻璃棒(或刮刀)、恒温水浴。

三、实验原理

1. **基本概念**　膜剂系指原料药物与适宜的成膜材料经加工制成的膜状制剂。膜剂可供内服(如口服、口含、舌下)、外用(如皮肤、黏膜)、腔道(如阴道、子宫腔)给药、植入及眼用等。一些膜剂,尤其是鼻腔、皮肤用药的膜剂亦可起到全身作用。

2. 实验原理 成膜材料的性能、质量不仅会对膜剂成型工艺有影响,而且会对膜剂的药效及成品质量产生重要影响。膜剂的处方主要由主药、成膜材料和附加剂组成,附加剂主要有增塑剂、着色剂等。膜剂的制备方法主要有流延法(匀浆制膜法)、挤压法与压延法。

3. 制备工艺 小量制备膜剂可采用手工刮板法,即选用洁净玻璃板(或不锈钢板),撒上少许滑石粉,用干净的纱布擦净,然后将浆液倒上,用有一定间距的刮刀或推杆刮平,涂成具有一定厚度、均匀的薄层,于80~100℃干燥即可。

四、实验内容

硝酸钾牙用膜剂的制备

[处方]

硝酸钾	1.0g
CMC-Na	2.0g
吐温 80	0.2g
甘油	0.5g
蒸馏水	50ml

[制法]

(1)取 CMC-Na 2.0g 加蒸馏水 40ml 浸泡过夜,于水浴上加热溶解,制成 CMC-Na 胶浆,保温于 40℃。

(2)取吐温 80 0.2g、甘油 0.5g、硝酸钾 1.0g 溶解于 10ml 蒸馏水中,必要时加热溶解。

(3)将上述溶液加入 CMC-Na 胶浆中,搅拌混匀,保温于 40℃,静置除去气泡。

(4)将玻璃板预热至相同温度后,用膜材料在玻璃板上涂膜,涂成厚度约 0.15mm、面积约 400cm² 的药膜,80℃干燥 15 分钟。

(5)脱膜,放冷至室温,称重,切成每张面积约 0.5cm×1.0cm 的药膜。

[实验结果]

硝酸钾牙用膜剂外观。

五、思考题

(1)膜剂在应用上有哪些特点?

(2)试分析实验处方中各成分的作用。

项目七 **药物制剂新技术**

任务一 缓释片主药含量及释放度的测定

一、实验目的

(1)掌握缓释片主药含量和释放度的测定方法。

（2）熟悉释放度数据处理的基本方法。

（3）了解影响药物释放度的因素。

二、实验原理

缓释片剂的质量评价中药物释放度的测定是一个非常重要的指标。所谓释放度是指药物制剂中的药物在一定温度下、一定介质中的溶出速率与程度。2015 版《中国药典》规定，此概念在普通制剂中称为溶出度，在缓、控释制剂中也称释放度。

影响缓释制剂中药物释放度的因素主要有以下几方面。

1. 溶出介质　一般采用人工胃液和人工肠液，先用人工胃液，后用人工肠液，也可采用梯度介质法，如样品在人工消化液中的溶出性质与水相仿，则可用水为溶出介质。总之，溶出介质的选用应考虑制剂中药物的理化性质。一般介质用量为 1000ml。

2. 搅拌方式　一般缓释制剂的释放度测定所用的仪器为溶出试验仪，采用篮法或浆法进行测定。其中浆法的搅拌程度比篮法剧烈，因此，在相同实验条件下释药速度较篮法要快。

3. 搅拌速度　显而易见，搅拌速度越快，释药速度越快。

总之，在选择实验条件时，要综合考虑制剂的具体要求。

三、实验材料

实验药品：蒸馏水、双氯芬酸钠等。

实验器材：溶出试验仪、紫外-可见分光光度计、1000ml 烧杯、50ml 容量瓶、100ml 容量瓶、移液管、玻璃棒等。

四、实验内容

（一）主药含量测定

取 20 片双氯芬酸钠片称重，计算出平均片重，研细，称取平均片重的细粉量，将细粉悬浮于 400ml 蒸馏水中，在温度 40～50℃的水浴内充分搅拌使双氯芬酸钠溶解，冷却后，补加蒸馏水到 500ml。过滤，取续滤液 5ml 于 50ml 容量瓶中用蒸馏水定容，将此溶液于紫外-可见分光光度计上测定 A 值，再于标准曲线上求出浓度 C，从而求出主药含量。

$$W = 100C \times 50 (\mu g)$$

（二）释放度试验

1. 标准曲线的绘制　精密称取双氯芬酸钠（预先于 105℃干燥 30 分钟）约 20mg，溶解后置于 100ml 容量瓶中加蒸馏水定容。精密量取 1、2、3、4、5、6ml 置 50ml 量瓶中，加水至刻度，摇匀。以蒸馏水为空白，用紫外-可见分光光度计于 276nm 处测定 A 值。将所得 A 值与浓度 C 线性回归，得标准曲线。

$$C = 34.9834A + 0.1353 \quad r = 0.9999$$

2. 双氯芬酸钠片的体外溶出试验　参照 2015 版《中国药典》四部篮法进行体外溶出试验。具体实验条件：溶出介质为 1000ml 脱气蒸馏水，温度 37℃，转速 50 转/分，定时用移液管取样液 5ml，同时补充等量介质。精密量取样液 3ml，稀释至 2 倍于 276nm 处测定 A 值，计算累积释放百分率，填写下表中，并以 t 为横坐标以累积释放百分率为纵坐标作图。

3. 数据处理(表 7-1)

表 7-1 缓释片主药含量及释放度的测定

t(小时)	0.5	1.0	1.5	2.0	3.0	4.0	5.0	6.0
A								
C								
Q								

注:Q 为累积释放百分率。

4. 作图

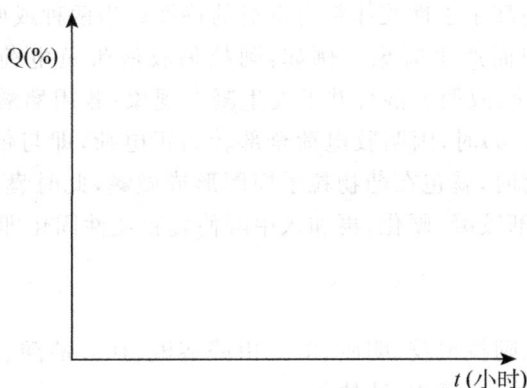

5. 求释药速度参数 将所得数据按零级、一级及 Higuchi 方程进行直线拟合,判断该制剂的释放度的动力学宜用哪一种模型来解释。再用最适的线性模型求出 T_{50}、T_D、T_{80}(T_D 为溶出 63.2% 的时间)。

五、思考题

缓释制剂的释放度测定常用的方法有哪些?

任务二 微型胶囊的制备

一、实验目的

(1)掌握单凝聚法和复凝聚法制备微囊的基本原理和方法。

(2)熟悉微囊的质量要求。

(3)了解影响微囊成型的因素。

二、实验原理

微型胶囊(简称微囊)系利用高分子材料(通称囊材)、将固体药物或液体药物(通称囊心物)包裹成直径为 $0.01\sim200\mu m$ 的微小胶囊。药物微囊化后,具有缓释作用,可提高药物的稳定性,掩盖药物的不良气味和口味,降低药物对胃肠道的刺激性,减少复方药物的配伍禁忌,改善药物的流动性与可压性,使液态药物可固体化。根据临床需要可将微囊制成散剂、胶囊剂、片剂、注射剂、软膏等。

微囊的制备方法很多,可归纳为物理化学法、化学法以及物理机械法三大类。可根据药物和囊材的性质与微囊的粒径、释放性能等要求进行选择。

本实验采用单、复凝聚法制备微囊,工艺简单,可用于多种药物的微囊化。

单凝聚法制备微囊的原理是利用凝聚剂(强亲水性电解质或非电解质)与高分子囊材溶液的水合膜中水分子结合,致使囊材的溶解度降低,在搅拌条件下自体系中凝聚成囊而析出,这种凝聚是可逆的。一旦解除促凝聚条件,就可发生解凝聚现象,需根据囊材性质进行固化。复凝聚法的原理是利用一些高亲水性胶体带有电荷的特性。当两种或两种以上带相反电荷的胶体液混合时,因电荷中和而产生凝聚。例如:阿拉伯胶液带负电荷,而 A 型明胶在等电点(pH7~9)以上也带负电荷,故两者混合并不发生凝聚现象;若用醋酸调节胶液 pH 至 A 型明胶等电点以下(pH3.8~4.0)时,因明胶电荷全部转为正电荷,即与带负电荷的阿拉伯胶相互凝聚。当溶液中存在药物时,就包在药物粒子周围形成微囊,此时囊膜较松软,当降低温度使达到胶凝点以下时,则逐渐胶凝、硬化,再加入甲醛使囊膜变性固化即得微囊成品。

三、实验材料

实验药品:液体石蜡、阿拉伯胶、明胶、37%甲醛溶液、10%醋酸、20%氢氧化钠溶液、60%硫酸钠溶液、37%甲醛溶液、蒸馏水、冰块等。

实验器材:研钵、显微镜、烧杯、恒温水浴锅、精密试纸、玻璃棒、离心机等。

四、实验内容

(一)单凝聚法制备液体石蜡微囊

〔处方〕

液体石蜡	2g
明胶	2g
10%醋酸溶液	适量
60%硫酸钠溶液	适量
37%甲醛溶液	3ml
蒸馏水	适量

〔制法〕

(1)明胶溶液的制备。称取明胶 2g,加蒸馏水 10ml 使其溶胀、溶解,50℃保温。

(2)液体石蜡乳的制备。称取处方量液体石蜡,加明胶溶液,于研钵中研磨成初乳,加蒸馏水至 60ml,混匀,10%醋酸溶液调节至 pH 4(3.5~3.8)。

(3)微囊的制备。将上述乳剂转移到烧杯中,置于 50℃恒温水浴内,量取一定体积的 60%硫酸钠溶液,在搅拌下滴入乳剂中,至显微镜下观察。以成囊为度,由所用硫酸钠体积,立即计算体系中硫酸钠的浓度。

另配制成硫酸钠稀释液,浓度为体系中浓度加 1.5%,体积为成囊溶液 3 倍以上,稀释液温度为 15℃,倾入搅拌的体系中,使微囊分散,静置待微囊沉降,倾去上清液,用硫酸钠稀释液洗 2～3 次。再将微囊混悬于硫酸钠稀释液 300ml 中,加甲醛溶液,搅拌 15 分钟,用 20％氢氧化钠溶液调节 pH 至 8～9,继续搅拌 1 小时,静置待微囊沉降完全。倾去上清液,微囊过滤,用蒸馏水洗至无甲醛气味(或用 Schiff 试剂试至不显色),抽干,即得。

(二)复凝聚法制备液体石蜡微囊

[处方]

液体石蜡	2.5g
阿拉伯胶	2.5g
明胶	2.5g
37％甲醛溶液	1.3ml
10％醋酸溶液	适量
20％氢氧化钠溶液	适量

[制法]

(1)液体石蜡乳剂的制备。取阿拉伯胶 2.5g 溶于 50ml60℃ 蒸馏水中,加入液体石蜡 2.5g,于研钵中快速研磨乳化成乳,同时在显微镜下观察结果,是否成乳剂。

(2)混合。将上述液体石蜡乳转入 500ml 烧杯中,置于 50℃ 恒温水浴锅中,另取 5％明胶溶液 50ml,预热至 50℃,在搅拌下加入液体石蜡乳中,测定混合液 pH。

(3)调 pH 成囊。在不断搅拌下,用 10％醋酸溶液调节混合液 pH 至 3.8～4.0(精密试纸)。

(4)固化。在不断搅拌下,将加热下至 40℃ 的 200ml 蒸馏水加至微囊液中,将微囊液自水浴锅中取出,不断搅拌,自然冷却,待温度降至 32～35℃ 时,加入冰块,不断搅拌急速降温至 5～10℃,加入 37％甲醛溶液 1.3ml(用蒸馏水稀释一倍)搅拌 15 分钟,再用 20％NaOH 溶液调其 pH 至 7.5～8.0,继续搅拌 45 分钟,取样在显微镜下观察,并绘图记录微囊的外形及大小。

(5)过滤。将微囊液放入离心机中离心,收集微囊,称重(湿重)。

[注意事项]

(1)根据生产方法的不同,明胶有 A 型和 B 型之分,A 型明胶的等电点为 pH 7～9,B 型明胶的等电点为 pH 4.8～5.2。制备微囊所用的明胶为 A 型。

(2)用 10％醋酸溶液调 pH 时,应逐渐滴入,特别是当接近 pH 4 左右时更应小心,并随时取样在显微镜下观察微囊的形成。

(3)甲醛可使囊膜的明胶变性固化。甲醛用量的多少能影响明胶的变性温度,亦即影响药物的释放快慢。

(4)当降温接近凝固点时,微囊容易粘连,故应不断搅拌并用适量水稀释。

(5)用 5％氢氧化钠液调节 pH 至 7～8 时,可增强甲醛与明胶的交联作用,使凝胶的网状结构孔隙缩小而提高热稳定性。

五、思考题

(1)单凝聚法和复凝聚法在制备微囊时,药物必须具备什么条件,为什么?

(2)单凝聚法和复凝聚法制备微囊,两种工艺有何异同?

任务三　脂质体的制备与包封率的测定

一、实验目的

(1)掌握薄膜分散法和逆相蒸发法制备脂质体的工艺。

(2)熟悉用阳离子交换树脂法测定脂质体包封率的方法。

(3)了解"主动载药"与"被动载药"的概念。

二、实验原理

脂质体是由磷脂与(或不与)附加剂为骨架膜材制成的,具有双分子层结构的封闭囊状体。常见的磷脂分子结构中有两条较长的疏水烃链和一个亲水基团。将适量的磷脂加至水或缓冲溶液中,磷脂分子定向排列,其亲水基团面向两侧的水相,疏水的烃链彼此相对缔合为双分子层,构成脂质体。用于制备脂质体的磷脂包括天然磷脂,如大豆磷脂、蛋黄卵磷脂等;合成磷脂,如二棕榈酰磷脂酰胆碱、二硬脂酰磷脂酰胆碱等。常用的附加剂为胆固醇。胆固醇与磷脂混合使用,可制得稳定的脂质体,其作用是调节双分子层的流动性,降低脂质体膜的通透性。其他附加剂有十八胺、磷脂酸等,这些附加剂能改变脂质体表面的电荷性质,从而改变脂质体的包封率、体内外稳定性、体内分布等其他相关参数。

脂质体可分为 3 类:小单室(层)脂质体,粒径为 $20\sim50nm$,经超声波处理的脂质体,绝大部分为小单室脂质体;多室(层)脂质体,粒径为 $400\sim3500nm$,显微镜下可观察到犹如洋葱断面或人类指纹的多层结构;大单室脂质体,粒径为 $200\sim1000nm$,用乙醚注入法制备的脂质体多为这一类。

脂质体的制备方法有多种,根据药物的性质或需要进行选择。

1. 薄膜分散法　这是一种经典的制备方法,它可形成多室脂质体,经超声处理后得到小单室脂质体。此法优点是操作简便,脂质体结构典型,但包封率较低。

2. 注入法　有乙醚注入法和乙醇注入法等。乙醚注入法是将磷脂等溶于乙醚中,在搅拌下慢慢滴于 $55\sim65℃$ 含药或不含药的水性介质中,蒸去乙醚,继续搅拌 $1\sim2$ 小时,即可形成脂质体。乙醇注入法是将磷脂等膜材料溶于乙醇中,在搅拌下慢慢滴入 $55\sim65℃$ 含药或不含药的水性介质中,蒸去乙醇,继续搅拌 $1\sim2$ 小时,即可形成脂质体。

3. 逆相蒸发法　系将磷脂等脂溶性成分溶于有机溶剂,如氯仿、二氯甲烷中,再按一定比例与含药的缓冲液混合、乳化,然后减压蒸去有机溶剂即可形成脂质体。该法适合于水溶性药物、大分子活性物质,如胰岛素等的脂质体制备,可提高包封率。

4. 冷冻干燥法　适于在水中不稳定药物脂质体的制备。

5. 熔融法　采用此法制备的多室脂质体,其物理稳定性好,可加热灭菌。

在制备含药脂质体时,根据药物装载的机制不同,可分为"主动载药"与"被动载药"两大类。所谓"主动载药",即通过脂质体内外水相的不同离子或化合物梯度进行载药,主要有 K^+-Na^+ 梯度和 H^+ 梯度(即 pH 梯度)等。传统上,人们采用最多的方法是"被动载药"法。所谓"被动载药",即首先将药物溶于水相或有机相(脂溶性药物)中,然后按所选择的脂质体制备方法制备含药脂质体。其共同特点:在装载过程中脂质体的内外水相或双分子层膜上的药物浓度基本一致,决定其包封率的因素为药物与磷脂膜的作用力、膜材的组成、脂质体的内水相体积、脂质体数目及药脂比(药物与磷脂膜材比)等。对于脂溶性的、与磷脂膜亲和力高的药物,"被动载药"法较为适用。而对于两亲性药物,其油水分配系数受介质的 pH 和离子强度的影响较大,包封条件的较小改变,就有可能使包封率有较大的变化,此时可采用"主动载药"法。评价脂质体质量的指标有粒径、粒度分布和包封率等。其中脂质体的包封率是衡量脂质体内在质量的一个重要指标。常见的包封率测定方法有分子筛法、超速离心法、超滤法等。本文采用阳离子交换树脂法测定包封率。"阳离子交换树脂法"是利用离子交换作用,将带正电的未包进脂质体内的药物(即游离药物)除去,如本实验中的游离的小檗碱。包封于脂质体内的药物(如小檗碱),由于脂质体带负电荷,不能被阳离子交换树脂吸附,从而达到分离目的,用以测定包封率。

三、实验材料

实验药品:盐酸小檗碱、注射用大豆磷脂、胆固醇、无水乙醚、95％乙醇、$Na_2HPO_4 \cdot 12H_2O$、$NaH_2PO_4 \cdot 2H_2O$、枸橼酸、枸橼酸钠、$NaHCO_3$、阳离子交换树脂、蒸馏水等。

实验器材:光学显微镜、天平、紫外分光光度仪、恒温水浴锅、磁力搅拌器(可水浴加热、恒温)、10ml 注射器、5ml 注射器筒、玻璃棉、微孔滤膜($0.8\mu m$、$0.45\mu m$、$0.22\mu m$)、微孔滤膜滤器、烧杯(50ml)、西林瓶、试管、容量瓶(10ml、50ml、1000ml)等。

四、实验内容

(一)空白脂质体的制备

[处方]

注射用大豆磷脂	0.3g
胆固醇	0.1g
乙醚	15ml
0.067mol/L 磷酸盐缓冲液	10ml
制成	10ml 脂质体

[制法]

(1)磷酸盐缓冲液(PBS)的配制:称取磷酸氢二钠($Na_2HPO_4 \cdot 12H_2O$)0.37g 与磷酸二氢钠($NaH_2PO_4 \cdot 2H_2O$)2.0g,加蒸馏水适量,溶解并稀释至 1000ml(pH 约为 5.7),摇匀。

(2)称取磷脂 0.3g,胆固醇 0.1g 于烧杯中,加乙醚 15ml,在磁力搅拌器上搅拌溶解至澄清,加入磷酸盐缓冲液 10ml,继续搅拌,乳化,直至乙醚挥尽,成为乳状液,即得空白脂质体。

(3)取样,在光学显微镜(油镜)下观察脂质体的形态,记录最多和最大的脂质体的粒径。随后用 10ml 注射器吸取所得的脂质体,挤压使通过 $0.8\mu m$、$0.45\mu m$、$0.22\mu m$ 微孔滤膜各两遍,进行整粒,再于油镜下观察脂质体的形态,画出所见脂质体结构,记录最多和最大的脂质体的粒径。

(二)盐酸小檗碱脂质体的制备(被动载药法)

[处方]

注射用大豆磷脂	0.3g

胆固醇	0.1g
乙醚	15ml
盐酸小檗碱溶液(1mg/ml)	10ml
制成	10ml 脂质体

[制法](被动载药法)

(1)盐酸小檗碱溶液的配制。称取适量的盐酸小檗碱,用磷酸盐缓冲液配成 1mg/ml 和 3mg/ml 两种浓度的溶液。

(2)除将磷酸盐缓冲液换成盐酸小檗碱溶液(1mg/ml)外,其余同"空白脂质体的制备",即得"被动载药法"制备的小檗碱脂质体。

(三)盐酸小檗碱脂质体的制备(主动载药法)

[处方]

注射用大豆磷脂	0.3g
胆固醇	0.1g
乙醚	15ml
枸橼酸缓冲液	10ml
制成	10ml 脂质体

[制法](主动载药法)

(1)枸橼酸缓冲液的配置。称取枸橼酸 10.5g 和枸橼酸钠 7.0g 置于 1000ml 量瓶中,加水溶解并稀释至 1000ml(pH 约为 3.8),混匀,即得。

(2)$NaHCO_3$ 溶液的配置。称取 $NaHCO_3$ 50.0g,置于 1000ml 容量瓶中,加水溶解并稀释至 1000ml(pH 约为 8.0),混匀,即得。

(3)空白脂质体制备。除将磷酸盐缓冲液换成枸橼酸缓冲液外,其余同"空白脂质体的制备"。

(4)主动载药。准确量取空白脂质体 2.0ml、药液(3mg/ml)1.0ml、$NaHCO_3$ 溶液 0.5ml,在振摇下依次加入 10ml 西林瓶中,混匀,盖上塞,70℃水浴中保温 20 分钟,随后立即用冷水降温至室温,即得。

[注意事项]

(1)"主动载药"过程中,加药顺序一定不能颠倒,加 3 种液体时,随加随摇,确保混合均匀,保证体系中各部位的梯度一致。

(2)水浴保温时,应注意随时轻摇,只需保证体系均匀即可,无须剧烈摇动。

(3)用冷水降温过程中,应轻摇。

(四)盐酸小檗碱脂质体包封率的测定

1. 阳离子交换树脂分离柱的制备 称取已处理好的阳离子交换树脂适量,装于底部已垫有少量玻璃棉(或多孔垫片)的 5ml 注射器筒中,加入经 PBS 水化过的阳离子交换树脂,自然滴尽 PBS,即得。

2. 柱分离度的考察

(1)盐酸小檗碱与空白脂质体混合液的制备。精密量取 3mg/ml 盐酸小檗碱溶液 0.5ml,置小试管中,加入 1.0ml 空白脂质体,混匀,即得。

(2)空白溶剂的配制。取乙醇(95%)30ml,置 50ml 量瓶中,加 PBS 至刻度,摇匀,即得(必要时过滤)。

(3)对照溶液的制备。取(1)中制得的混合液 0.1ml 置 10ml 容量瓶中,加入 95％乙醇 6.0ml,振摇使之溶解,再加 PBS 至刻度,摇匀,过滤,弃去初滤液,取续滤液 4.0ml 于 10ml 容量瓶中,加(2)中的空白溶剂至刻度,摇匀,即得。

(4)样品溶液的制备。取(1)中制得的混合液 0.1ml 至分离柱顶部,待柱顶部的液体消失后,放置 5 分钟,轻轻加入 PBS(注意不能将柱顶部离子交换树脂冲散),进行洗脱(需 2～3ml PBS),同时收集洗脱液于 10ml 量瓶中,加入 95％乙醇 6.0ml,振摇使之溶解,再加 PBS 至刻度,摇匀,过滤,弃去初滤液,取续滤液为样品溶液。

(5)吸光度的测定。以空白溶剂为对照,在 345nm 波长处分别测定样品溶液与对照品溶液的吸光度,计算柱分离度。分离度要求大于 0.95。

$$柱分离度 = 1 - [A_样/(A_对 \times 2.5)]$$

式中,$A_样$ 为样品溶液的吸光度;$A_对$ 为对照溶液的吸光度;2.5 为对照溶液的稀释倍数。

3. 包封率的测定　精密量取盐酸小檗碱脂质体 0.1ml 两份,一份置 10ml 容量瓶中,按上文“柱分离度的考察”(3)进行操作,另一份置于分离柱顶部,按“柱分离度的考察”(4)进行操作,所得溶液于 345nm 波长处测定 A,按下式计算包封率。

$$包封率 (\%) = (A_l/A_t) \times 100\%$$

式中,A_l 为通过分离柱后收集脂质体中盐酸小檗碱的吸光度;A_t 为未过柱盐酸小檗碱脂质体中药物 A;$A_t = A_样 \times 2.5$,2.5 为未过柱脂质体液体的稀释倍数。

(五)实验结果

(1)绘制显微镜下脂质体的形态图。

(2)记录显微镜下可测定的脂质体的粒径(表 7-2)。

表 7-2　显微镜下观察到的脂质体形态与粒径

脂质体类别	形态	最大粒径(μm)	最多粒径(μm)	备注
空白脂质体				
被动载药脂质体				
主动载药脂质体				

(3)计算柱分离度与包封率。

五、思考题

(1)如何提高脂质体对药物的包封率?

(2)本实验空白脂质体的制备属于脂质体制备的哪种方法?

任务四　诺氟沙星固体分散体的制备

一、实验目的

(1)掌握熔融法制备固体分散体的方法。

（2）熟悉固体分散体的鉴别方法。

（3）了解固体分散体在药剂学上的应用。

二、实验原理

固体分散体是通过物理化学方法将难溶性的药物高度分散在 1 种或 1 种以上的固体载体中所制得的分散物。这是一项 20 世纪 60 年代发展起来的新技术。固体散体有 3 种类型：一类为简单低共熔混合物，药物是以微细晶体的形式分散于载体中；一类为固态溶液，即药物以分子的状态分散在载体中；一类是共沉淀物，药物与载体形成一种非结晶性的无定型物。

固体分散体提高药物溶出速率的机制如下。

（1）药物在载体中高度分散，粒子显著减小，表面积增大，有的达到分子分散水平，水溶性载体在水中迅速溶解，药物粒子溶出速率提高。

（2）载体包衣在粒子外围，增加粒子的可湿性，有的形成胶体溶液。

（3）载体与药物形成可溶性复合物，药物溶解度增大。

（4）药物在载体中呈亚稳定型晶体存在，亚稳定型晶体比稳定型晶体溶解度大。

固体分散体的制备方法有 3 种。

（1）熔融法。将药物和载体的机械混合物直接加热至熔化，将熔融物迅速冷却和固化。

（2）溶剂法（共沉淀法）。将药物和载体混匀溶解在共同的溶剂中，然后将溶剂蒸发除去。

（3）熔融-溶剂法。将药物溶液直接混入载体熔融物中，固化。

固体分散体中应用的载体要求是生理惰性、易溶于水、不与药物发生化学反应、不影响药物的化学稳定性。常用的有聚乙二醇、聚维酮、尿素、脱氧胆酸、琥珀酸和枸橼酸等。

三、实验材料

实验药品：生理盐水、0.05mol/L 氢氧化钠溶液、诺氟沙星 PEG 6000 等。

实验器材：25ml 容量瓶、乳钵、蒸发皿、不锈钢板、冷藏箱、紫外分光光度仪等。

四、实验内容

1. 诺氟沙星固体分散体的制备　将诺氟沙星与 PEG 6000 按 1∶10 重量比精密称取至乳钵中研匀，然后在蒸发皿中于水浴上加热搅拌，待熔融后，倾入预冷的不锈钢板上，摊成薄片，立即放入 −10℃ 冷藏箱，待固化后干燥 24 小时，刮下研细，过 60 目筛放入干燥器备用。

2. 诺氟沙星-PEG 6000 物理混合物的制备　将诺氟沙星与 PEG 6000 按 1∶10 重量比精密称取至乳钵中研匀，过 60 目筛放入干燥器备用。

3. 溶出速率试验　分别精密称取 30mg 诺氟沙星及相当于 30mg 诺氟沙星的固体分散体和物理混合物，放入转篮中，以脱气处理的生理盐水为释放介质，释放介质量为 900ml，转速 100 转/分，水浴温度 37℃±0.5℃，分别于 1、2、4、6、10、20 分钟时取样 5ml，随后补加 5ml 生理盐水，样液过滤，精密吸取滤液 3ml 于 25ml 容量瓶中，用 0.05mol/L 氢氧化钠溶液稀释至刻度，在紫外分光光度仪 272nm 处测定 A，实验结果记录表 7-3 中。

表 7-3　诺氟沙星溶出速率试验

样品名称	A					
	1分钟	2分钟	4分钟	6分钟	10分钟	20分钟
诺氟沙星						
诺氟沙星物理混合物						
诺氟沙星固体分散体						

注：以时间(t)为横坐标,累积释放百分率为纵坐标,绘制释药曲线,比较各种样品的溶出情况。

五、思考题

(1)熔融法与共沉淀法相比有什么优缺点？

(2)采用固体分散法将水溶性药物分散在不溶性固体载体中,在药剂学上有何意义？

任务五　包合物的制备

一、实验目的

(1)掌握饱和水溶液法制备包合物的工艺,包合物形成的验证方法。

(2)熟悉 β-环糊精的性质及应用。

(3)了解包合物的含油率、油的利用率及包合物收得率的计算方法。

二、实验原理

包合物是一种分子囊,由一种形状和大小适宜的小分子(通称客分子),全部或部分嵌入一定形状的大分子(通称主分子)的空穴内形成。如果客分子太小,则不能形成稳定的包合物,如果太大也难以进入主分子的空穴内,另外,客分子的几何形状也对包合物的形成有一定的影响。包合物形成的机制,包括分散力、偶极子间引力、氢键、疏水键、静电吸引力等一种或多种分子之间的作用力。

主分子目前用得最多的是环糊精(CYD)。环糊精是由 6～12 个 D 葡萄糖分子以 1,4 糖苷键连接的环状低聚糖化合物,为水溶性的非还原性白色结晶性粉末,结构为中空圆筒形,其俯视图见图 7-1,立体图见图 7-2。常用的有 α-、β-、γ-环糊精,分别具有 6、7、8 个葡萄糖单元。结构上其分子具有一定大小的空穴,具有环内疏水、环外亲水的特性。环糊精形成的包合物在水中仍然稳定而不分裂,这是由于环糊精形成的空穴不是在晶格中,而是在单个分子内,当包合物溶解时,包合物并不分裂,在水溶液中仍以包合物的形式存在。这样大大减少原来药物分子与周围环境的接触,从而改变了药物分子的理化性质。

药物制成包合物后,可增加药物的溶解度与溶出速度,增加药物的稳定性,提高药物的生物利用度,减少刺激性等毒副作用,掩盖异味、臭气、挥发性以及改变药物的物理状态,具有缓释作用。符合下列条件之一的有机药物,通常都可以与环糊精包合成包合物:药物结构中的原子数大于 5 个且药物的稠环数小于 5 个;药物分子量在 100～400;药物在水中的溶解度小于

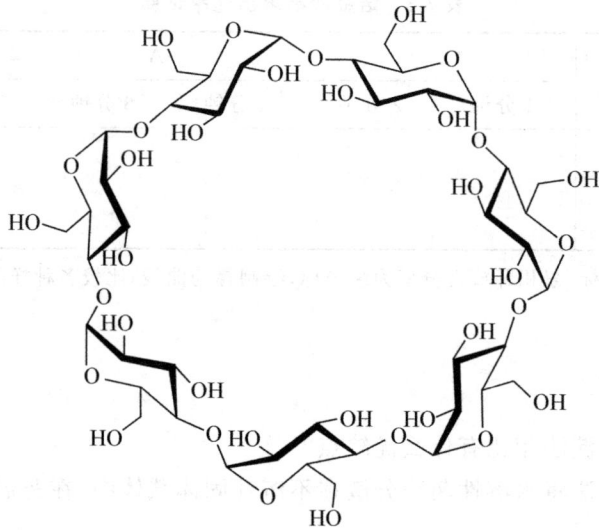

图 7-1　环糊精结构(俯视)

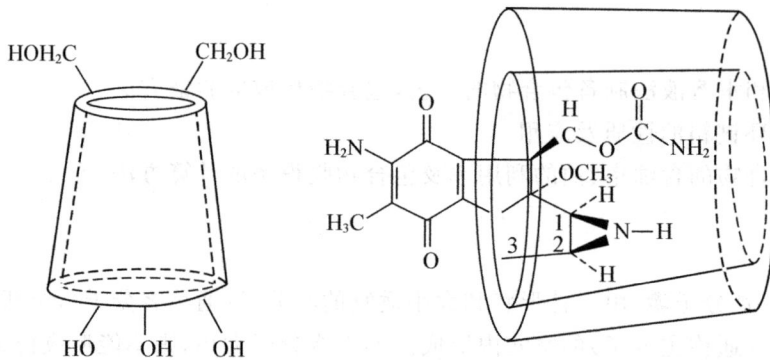

图 7-2　环糊精结构(立体)

10mg/ml;药物的熔点低于 250℃。

也有药物符合条件而不能与环糊精包合的,如几何形状不合适,也有因环糊精的用量不合适而不能包合的。无机药物大多数不宜与环糊精包合。

环糊精包合物制备方法很多,有饱和水溶液法、研磨法、喷雾干燥法、冷冻干燥法以及中和法等,其中以饱和水溶液法(亦称重结晶法或共沉淀法)和研磨法为最常用。

主分子为 β 环糊精,它空穴大小适中(即 700~800pm),且在水中的溶解度(g/100ml)随温度升高而加大,在 20℃、40℃、60℃、80℃ 以及 100℃ 时,溶解度分别为 1.85%、3.7%、8.0%、18.3%以及 25.6%。采用饱和水溶液法,即主分子为饱和水溶液与客分子包合作用完成后,可降低温度,客分子进入主分子空穴内,以分子间力相连接成的包合物可从水中析出,便于分离包合物。采用固体研磨法,将环糊精与适量水研匀,加入客分子化合物(难溶于水者,先溶于少量有机溶剂中),研磨成糊状,低温干燥后,再用有机溶剂洗净,干燥即得。

本实验以薄荷油(或陈皮挥发油)为客分子,采用饱和水溶液法制成包合物后,可使薄荷脑油(或陈皮挥发油)减少挥发,液态油改变成固体粉末,便于配方,还具有缓释作用。

三、实验材料

实验药品:β-环糊精、陈皮挥发油(或薄荷油)、无水乙醇、硅胶 G、α-Al$_2$O$_3$、1%香草醛硫酸溶液、50%乙醇溶液、乙酸乙酯、石油醚、硅胶 G-0.3%羧甲基纤维素钠等。

实验器材:100ml 磨塞锥形瓶、标准滴管、玻棒、100ml 量筒、展开槽、干燥器、薄层板、研钵、水浴锅(箱)、电炉、分析天平等。

四、实验内容

(一)薄荷油(或陈皮挥发油)-β 环糊精包合物的制备

[处方]

| β-环糊精 | 8g |
| 薄荷油 | 2ml |

[制法]

称取 β-环糊精 8g,放入 100ml 带塞锥形瓶中,加水 100ml,加热溶解,降温至 60℃制成饱和水溶液,保温,滴加薄荷油 2ml,恒温搅拌 2.5 小时,冷却,有白色沉淀析出,待沉淀完全后过滤,用无水乙醇 10ml 洗涤 3 次,至表面无油迹,抽滤至干,50℃下干燥称重,计算收得率。

[注意事项]

(1)β-环糊精饱和水溶液要于 60℃保温,否则不能得到澄清水溶液。

(2)包合物制备过程中,包合温度应控制在 60℃±1℃,搅拌时间应充分,否则可影响收得率。

(二)包合物形成的验证

1. 硅胶 G 板的制作　按硅胶 G-0.3%羧甲基纤维素钠水溶液 1:3(g:ml)的比例,调匀,铺板,自然干燥,110℃活化 1 小时,备用。

2. 样品的制备

(1)薄荷油 β-环糊精包合物 0.5g,加 95%乙醇 2ml 溶解,过滤,滤液为样品 a;薄荷油 2 滴,加入 95%乙醇 2ml 溶解为样品 b。

(2)薄荷脑 β-环糊精包合物 0.5g,加 95%乙醇 2ml 溶解,过滤,滤液为样品 a;薄荷脑少许,加入 95%乙醇 2ml 溶解为样品 b。

3. 薄层色谱 TLC 分析条件

薄荷油 β-环糊精包合物:取样品 a 与 b 分别约 10μl 点于同一硅胶板上,展开剂为乙酸乙酯-石油醚(15:85)共溶系统,将点样后的硅胶板放入展开槽中饱和 5 分钟,斜行展开,喷 1%香荚兰醛硫酸液,烘干显色。

4. 绘制 TLC 图　说明包合前后的特征斑点与 Rf 值的情况,说明包合物的形成。

(三)薄荷油 β-环糊精包合物中含油量的测定

(1)精密量取挥发油 1ml,置圆底烧瓶中,加蒸馏水 100ml,用挥发油测定法提取薄荷油,并计量。

(2)称取相当于 1ml 薄荷油的包合物置圆底烧瓶中,加水 100ml,按上述方法提取薄荷油并计量。

根据所测数值,利用下列公式计算包合物的含油率、利用率及收得率。

含油率＝包合物中实际含油量(g)/包合物量(g)×100%

利用率＝包合物中实际含油量(ml)/投油量(ml)×100%

包合物的收率＝包合物实际量(g)/[β环糊精(g)＋投油量(g)]×100%

五、思考题

(1)制备包合物的关键是什么? 应如何进行控制?

(2)本实验为什么选用β-环糊精为主分子? 它有什么特点?

(3)除 TLC 可以证明形成了包合物以外,还有哪些方法可用于检验?

第二部分

综合性实训

项目八　片剂的生产与质量检查综合实训

任务一　压片机的安装与调试

一、实验目的

(1)掌握旋转式压片机使用前安装与调试的具体操作方法。

(2)熟悉旋转式压片机的维护标准操作规程。

(3)了解旋转式压片机的使用注意事项。

二、实验材料

35冲旋转式压片机(ZP-35B型,上海天祥健和制药机械有限公司)、(0.9cm浅平凹圆)冲模

压片机的安装

三、实验原理

1. 基本概念　ZP-35B型旋转式压片机可以将各种颗粒状原材料压制成圆片或各种规格的异形片,是适合片剂批量生产的基本设备。本机是一种双压式、单面出片的自动旋转连续压片机器,转盘上可装35付冲模,即旋转运行一周可压制70片。压片时转盘的速度、物料的充填深度、压片厚度可调节,增加专用附件后,可压制双层片,产量比压单层片减少一半。同时,该机器有预压和主压两次压片功能,能够进一步提高压片质量。主要应用于制药工业的片剂生产,同时用于化工、食品、电子等工业部门。

2. 结构特征

(1)本机的上半部为压片结构。它的组成主要为上冲、中模、下冲3个部分连成一体,周围35付冲模均匀排列在转盘的边缘上、上下冲杆的尾部嵌在固定的曲线导轨上,当转盘做旋转运动时,上下冲即随着曲线导轨做升降运动而达到压片目的。

(2)加料机构。本机采用流栅式加料机构,能使物料均匀地充满模孔,减少片重差异。

（3）电动机装在机座内，用三角皮带拖动蜗杆传动转盘，并在电动机轴上装置无级变速皮带轮，通过电机的移动，可任意调节速度，使用安全可靠无噪声。

（4）机座的侧面装有吸粉箱，其中有鼓风机、储粉室、滤粉室，当机器高速运转时，产生的飞粉和中模下坠的粉末可通过吸粉嘴排除，不致黏结塞住，保持运转平稳正常。

3. **工作原理**　ZP-35B 型旋转式压片机为 35 冲双流程压片设备，即有两套压力盘（上、下各一）和两个加料斗，另外加料器、刮粉器、片重调节器和压力调节器作各两套均装于对称位置，中盘每转动一圈，每付冲压成 2 个药片。双流程压片机的生产效率高，而且压片时其载荷分布好，电机及传动机构处于更稳定的工作状态。

该设备由动力部分、传动部分和工作部分组成。工作部分有绕轴而旋转的机台，机台分为 3 层，机台的上层装上冲，中层与上冲对应的位置装模圈，下层装下冲；另有固定位置的上、下压轮、片重调节器、压力调节器、加料器、刮粉器、推片调节器以及附属的吸尘器和防护装置等。机台装于机器的中轴上并绕轴转动，机台上层的上冲随机台转动并沿着固定的上冲轨道有规律地上、下运动，下冲也随机台并沿下冲轨道做上、下运动。在上冲之上及下冲下面的固定竖直的位置分别装着上压轮和下压轮装置，机台转动时，上、下冲分别经过上、下压轮时，在压轮的推动力量下使上冲向下、下冲向上运动，并对模孔中的颗粒原料加压，由上、下两方加压，压力分布均匀。机台中层有一位置固定不动的加料器，颗粒由加料斗中不断地流入加料器中并由此流入模孔。压力调节器作用于下压轮，从而调节压缩时下冲升起的高度，则两冲间距离近，压力变大。片重调节器装于下冲轨道上，用于调节下冲经过刮粉器时高度以调节模孔的容积。电动机装在机座内，电动机轴上装有无级变速皮带轮，可任意调节速度。机座的侧面装有吸粉箱，可以及时吸收压片过程中产生的粉尘。

4. **压片机工作流程**　当下冲转动到饲粉器之下时，其位置较低，颗粒装满模孔；下冲转动到刮粉器之下时，上冲上升到适宜的高度，刮粉器将多余的颗粒刮去；当上冲和下冲转到上、下压轮之间时，两个冲之间的距离最近，将颗粒压缩成片；上冲和下冲抬起，下冲抬到恰与模孔上缘相平，药片被刮粉器推开。

四、实验内容

（一）安装前检查

（1）检查 ZP-35B 型旋转式压片机清洁、完好，有"设备完好""停止运行"和"已清洁"状态标识。

（2）用前将机罩取下，检查机体概况，配件模具是否齐全。

1）机台上是否有异物体，如有应及时取出。

2）检查设备的传动部分完好、灵活，电机、同步带轮、皮带、试车手轮以及转台与转台的上、中、下冲具孔，冲盘转动无卡滞现象，所有部件运转正常，皮带无破损、老化现象。

3）压片机各注油点注入润滑油，上下导轨无磨损，在导轨上涂润滑油或机油。

4）检查压片机上冲（冲头短）和下冲（冲头长）无受损、生锈现象，并清洁合格。

5）检查冲模，使用前必须重复仔细检查冲模的质量，是否有缺边、裂缝、变形等现象，不合格的应禁止上机。

6）检查填充调节装置、片重调节装置（压力表）完好、灵敏、可调。

7）检查加料漏斗和加料器（挡板）清洁、完好，加料量可调。

8)检查压片机电路通畅,无短路、断路及漏电现象(压片机开机)。

9)检查完毕,慢旋控制键盘速度调节旋钮,使设备作速度降至"0",按红色按钮 STOP,关闭设备电源开关,切断电源。

(二)冲模的安装与调整

1. 冲模安装前准备工作 拆下料斗、加料器等零件。转动手轮清洁转台工作面、模孔和所需安装的冲模,冲模必须清洁消毒符合工艺要求。旋转压力调节收轮,将压力调到最小。

2. 中模的安装 将转盘上的中模固紧螺钉逐件旋出与转盘外圆平,勿使中模装入与螺钉的头部碰触,中模装置甚紧(与模孔间隙较小),放置时要平,可用中模打棒(随机工具)由上冲孔穿入,用手锤轻打入,中模进入模孔后,其平面不可高出转台平面为合格,然后将螺钉紧固。

3. 上冲的安装 应将上轨导盘的缺口处嵌舌扳上,冲杆的尾部涂些植物油,逐件插入孔内,用大拇指和示指旋转冲杆,检验头部进入中模上下及转动灵活,须无卡滞、无硬擦现象为合格。再转动手轮至冲杆颈部接触平行轨,上冲全部装妥后应将嵌舌扳下。

4. 下冲的安装 拉开主机体上的小门,拆下下冲装卸轨,由主体的圆孔装上,装法与上冲相同,装毕将下冲装卸轨装上,用螺钉紧固,装妥后将盖板盖在下导轨圆孔上。

5. 试运行 冲模全套装毕后,将拆下的零件按原位置装好,用手继续转动试车手轮,使转盘旋转 1~2 转,观察上下冲进入中模孔和在曲级轨道上运行,必须灵活、无碰撞和硬擦现象。下冲杆上升到最高点时(即出片处),应高出转台工作面 0.1~0.3mm。启动电机,空车运转 2~3 分钟,平稳、正常即可使用。

(三)其他部件安装与调整

1. 加料器的安装与调整 将加料器装在加料器支撑架上,然后将滚花螺钉拧上,再调整调节螺钉,使加料器底面与转台工作台面之间间隙为 0.05~0.1mm,要求颗粒的积存量不外溢为合格,拧紧滚花螺钉。再调整刮粉板高低,使底平面与转台工作面平齐,将螺钉拧紧。

2. 充填量的调节 充填量调节由安装在机器前面右边的调节手轮控制,手轮边上有指示标志。当手轮按顺时针方向旋转时,充填量减少,反之增加。调节时应注意加料器中有足够的原材料颗粒,同时调节压力使片剂有足够的硬度,以便称量。

3. 片剂厚度(压力)调节 片剂厚度(压力)调节是由安装在机器前面左边的调节手轮控制,手轮边上有指示标志。当手轮按逆时针方向旋转时,片剂厚度降低(压力增大),反之片剂厚度增加(压力减小)。当充填量调定后,检查片剂的厚度及硬度,再做适当的微调,直至合格。

4. 输粉量的调整 当充填量调妥后,调整颗粒的量。首先松开斗架侧面的螺钉,再旋转斗架上调整螺钉,调节料斗口与转台工作面距离,其距离一般观察加料口内颗粒的积贮量勿外溢为合格。调整后,将螺钉旋紧。

5. 速度的选择 调节速度方法较简单,只需旋转电位器即可。速度的选择和使用对寿命有直接的影响,由于原料的性质、黏度、湿度、粒度以及片径大小、压力不同,故不能做统一的规定,因此,必须根据实际和自身的经验来确定。一般情况,若压制矿物、植物草素、大片径、黏度差、快速难以成型的物料,宜采用较低的速度。反之,如果压制黏合剂、润滑性好、小片径、易于成型的物料,可选择较高的速度。最佳的压片速度可通过试压获得。

6. 液压系统的调整 ①接通电源开关,压力/转速显示仪屏显系统压片力和转速。再揿增压(减压)按钮,反复升降压力,排除管道中的残余空气。②设定压片压力,压力的大小,可根据被压原料颗粒的性质而定,一般对于片径大、黏度差、难以成型的物料,选择较高的压片力,反之,选择较小的压片力,压片时实际压片力的大小,最终取决于被压原料颗粒的性质。

(四)设备试运行

(1)初次试运行应将压力调节控制指针放置在"0"位上,将原料颗粒倒入加料斗中,用手转动试车手轮,检查设备运行情况,要求无阻滞现象。再空机试运行,无阻滞现象。

(2)充填量的调节。根据生产工艺要求,确定片重,填充物料,试压片,调节填充表,直至重量差异检查合格。

(3)片厚度(即压片压力)的调节。压出片剂重量差异检测合格后,检查片剂硬度,调节压力表(逆时针旋转加压),硬度、脆碎度和崩解时限均检测合格、达到成品要求,然后先开点击,再开离合器进行正式生产。生产过程中,须定时抽检片剂质量是否符合要求,必要时进行调整。

(五)压片机维护保养

(1)每个月 1~2 次定期检查机件(蜗轮、蜗杆、轴承、压、曲轴、上下轨导等各活动部分)是否转动灵活,并检查其磨损情况,发现缺陷应及时修复使用。

(2)一次使用完毕或停工时,应取出剩余物料,清洗干净机器各部分的残留物料,如停用时间较长,必须将冲模全部拆下,并将机器全部揩擦清洁,机件的光面涂上防锈油,用布蓬罩好。

(3)冲模的保养应放置在有盖的铁皮箱内,使冲模全冲全部浸入油中,并要保持清洁,勿使生锈和碰伤,最好能定制铁箱以每一种规格装一箱,可避免使用时造成装错并有助于掌握损缺情况。

(4)使用场所应经常打扫清洁,尤其对医药和食用的片剂制造更不宜有灰砂、飞尘存在。

(5)压片机的机件润滑

1)本机的一般机件润滑,在机器的外表均装有油标和油嘴,可按油杯的类型分别注以黄油和机油,使用前应全部加油一次,中途可按各轴承的温升和运转情况添加之。

2)上盖的玻璃油标是润滑转盘的轴承,在运转中每分钟 3~5 滴。

3)蜗杆上的旋盖油标润滑蜗杆蜗轮,在运转中按实际润滑情况加之。

4)传动轴的两端内装有滚动轴承,轴壳外装有油嘴,可以每星期加油 1~2 次,用油枪压入。

5)冲杆的尾部与曲线轨导用黄油润滑,注意不宜过多,防止油污渗入粉子而影响片剂的质量。

五、注意事项

(1)在使用的过程中,操作人员必须熟悉本机的技术性能、内部构造、控制机构的使用原理及方法。

(2)运转期间不得离开工作地点,以防止发生故障而损坏机件,应以保证安全生产为前提。

(3)设备在使用的过程中要随时注意机器响声是否正常,遇有尖锐响声和怪声即行停车进行检查并消除之,不得勉强使用。

(4)机器运转中如有跳片或停滞不下,切不可用手去取,以免造成伤手事故。

(5)使用中如发现机器震动异常或发出不正常怪声,应立即停车检查。

(6)机器设备上的防护罩、安全盖等装置不要拆除,使用时应装妥。

(7)开车应先开动电动机,待运转正常后,再开动离合器。

（8）冲模在使用前需经反复、严格探伤试验和外形检查，是否有缺边、裂缝、变形和紧松不全情况及装置是否完整良好，如不合格的切勿使用，以免机器遭受严重损坏。

（9）检查颗粒原料的粉子是否干燥，不干燥则不要使用，因它会使粉子粘在冲头面上，影响机器的正常运转、使用寿命及原料损耗。

（10）细粉多的原料不要使用（颗粒中的粉末含量最好不超过 10%），因它会使上冲飞粉多，下冲漏料多，机件容易磨损、黏冲及原料损耗。

（11）加料器装置与转台面平，高低准确，如高则产生漏粉，低则有铜屑磨落影响片剂质量。

（12）片重差异增加。在加片过程中，重量差异不能超出《中国药典》所规定的限度，方为合格，但在压片过程中，常发现片重差异增加，原因及处理简介如下：

1）冲头长短不齐。易造成片重差异增加，故使用前用卡尺将每个冲头检查合格后再用，如出现个别减少，可能下冲运动失灵，致使颗粒的充填量较其他为少，应检查个别下冲，清除障碍。

2）加料斗位置高低不一。由于造成一只加料斗中颗粒落下的速度快，而加料器上堆积的颗粒多，另一只加料斗中颗粒落下的速度较慢，而加料器上堆积的颗粒少，颗粒加入模孔时不平衡所致。可调整加料斗的位置，使两只加料斗中颗粒应保持一定数量和落下速度相等，两只加料器上堆积的颗粒相似，并使颗粒能均匀地加入模孔内。

3）颗粒引起片重变化。颗粒过湿、细粉过多、颗粒粗细相差过大以及颗粒中润滑剂不足，均能引起片重差异的变化，应注意提高颗粒质量。

4）料斗或加料器堵塞。在压片时，具有黏性或吸湿性的颗粒中混有油棉纱布头、药片等异物，使器械流动不畅，加入模孔的颗粒减少，影响片重。若遇到片重突然减轻，应立即停车检查。

产生片重变化的原因，总的情况系由于压片机故障或工作上疏忽所造成，故在压片过程中，应该做好机件保养工作，详细检查机件有无损害，并每隔一定时间（10～20 分钟）称片重一次，检查片重是否合于规定。

（13）在加油时应注意不要使油渗出杯外，更不要流到机器的周围和地上，因为油类很容易使物料污染影响片剂质量。

任务二　片剂生产

一、实验目的

（1）掌握片剂生产基本理论、制备工艺要点。

（2）掌握压片岗位职责及生产标准操作流程。

（3）按照 GMP 要求进行规范生产、安全生产操作。

（4）对接实际生产岗位操作流程，贴近行业，对接岗位，提升职业能力。

二、实验材料

实验药品：空白颗粒：微晶纤维素、淀粉比例 7∶3；10% K30（聚乙烯吡咯烷酮）作为黏合剂，摇摆式颗粒机 16 目筛网制颗粒，沸腾干燥至水分小于 5%，微晶纤维素（安徽山河）、淀粉

（江苏昕宇）、K30（安徽金奥）每组物料量为 3kg。

实验器材：35 冲旋转式压片机（ZP-35B 型，上海天祥健和制药机械有限公司）、（0.9cm 浅平凹圆）冲模、不锈钢更衣凳、不锈钢桶（10kg）、不锈钢盆、不锈钢托盘、相关状态标志牌、一般区工作鞋、洁净区工作鞋、一般区工作服、洁净区工作服、医用一次性手套、一次性口罩、大塑料袋、相关生产记录表、水性笔、计分板、手消毒器、油壶、智能片剂硬度计（YD-4 型，天津创新电子设备制造有限公司）、片剂脆碎度仪（CJY-300D 型，上海黄海药检仪器有限公司）、万分之一精密电子天平（FA2004B 型，上海精科天美科学仪器有限公司）、电子台秤（TC6K，常熟市双杰测试仪器厂）。

三、实验原理

1. 基本概念　片剂生产操作是制药企业生产片剂中重要的部分，其操作正确方法是操作工必须掌握的操作技能。片剂是品种多、产量大、用途广、服用和贮运方便、质量稳定的剂型，在我国以及其他许多国家的药典所收载的制剂总量中均占 1/3 以上。在片剂生产中实施 GMP，是为了尽量降低人为差错和消除操作人员的不良习惯；在生产中防止"混药"、污染等事故发生，以及充分强调片剂整个生产过程的质量监控，保证每批次制造出符合质量标准的产品。包括按 GMP 要求进行生产前的人员净化、物料检查、压片机的调试、安装、压片生产过程中的压片机使用操作与质量检查，生产后的清场过程及生产记录的填写。

2. 实验原理　片剂的压制过程是在压力的作用下将颗粒状或者粉状的药物压实的过程，最后成为具有一定的孔隙率的压块，压块的结合主要靠颗粒及粉末的黏结作用，使松散的结构变为相对均匀的固体。

3. 制备工艺　片剂的生产方法分为制粒压片法和直接压片法（图 8-1）。

制粒压片法一般可采用湿法制粒压片法及干法制粒压片法。

（1）湿法制粒压片法。湿法制粒压片法系指将药物和适宜辅料混合均匀后加入黏合剂或润湿剂制备成颗粒，经干燥后压制成片的工艺方法。该法在黏合剂或润湿剂的作用下使粉末粒子之间产生结合力，使颗粒具有外形美观、流动性好、耐磨性较强、压缩成形性较好等优点，是医药工业中应用最为广泛的方法，因此，药物对热、湿比较稳定，一般多选用湿法制粒压片法。

（2）干法制粒压片法。干法制粒压片法系指药物与适宜的辅料混合后，用适宜的设备压成大块或大片，再将其破碎成大小合适的颗粒，最后压制成片剂的工艺方法。该法靠压缩力使粒子之间产生结合力，制备方法包括滚压法和重压法。

1）滚压法系利用转速相同的两个滚筒之间的缝隙，将药物滚压成薄片状物，然后破碎成一定的大小颗粒的方法。

2）重压法系利用重型压片机将物料粉末压制成直径为 20～25mm 的胚片，然后再破碎成一定大小的颗粒的方法，又称大片法。

干法制粒压片法常用于热敏性物料、遇水易分解的药物，方法简单，省工省时。但干法制粒存在需特殊重压设备以形成大片，粉尘飞扬严重，以致增加交叉污染机会等缺点。

直接压片法一般可采用半干式颗粒压片法及粉末（结晶）直接压片法。

（1）半干式颗粒压片法。半干式颗粒压片法又称为空白颗粒压片法，系指将药物粉末和预先制好的辅料颗粒（空白颗粒）混合均匀后压制成片的工艺方法。该法适合于对湿热敏感、成型性差、不易制粒的药物,也可用于含药较少的物料,这些药物可以借助辅料颗粒优良的压缩成形性顺利制备成片剂。

(2)粉末(结晶)直接压片法。粉末(结晶)直接压片法系指将药物与适宜的辅料混合均匀后,不制粒而直接压制成片的工艺方法。粉末压片的工艺简便,省时节能、工序少,同时在片剂崩解后颗粒物料为一级粒子,并非制粒之后的二级颗粒,因此,加大了药物溶出的表面积,加速了药物的溶出速度。但是也存在着粉末的流动性差、可压性差、片重差异大,容易造成裂片等缺点。粉末(结晶)直接压片法比较适合对热、湿不稳定的药物。

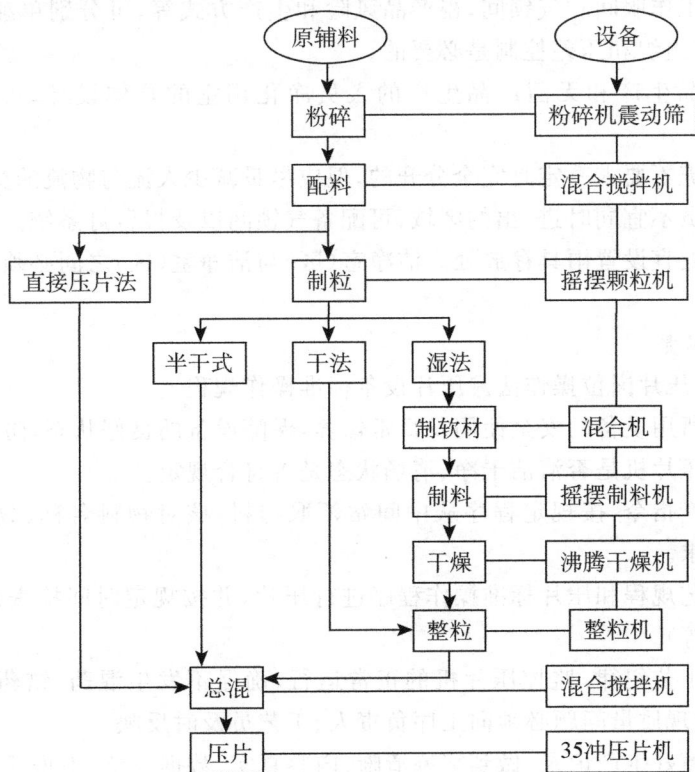

图 8-1 片剂的压片方法

4. 人流的净化 人员在药品的生产过程中,总是直接或间接地接触生产物料,对药品质量产生影响。主要原因如下。

(1)人在新陈代谢的过程中会释放或者挥发污染物质。每人每天脱落的皮屑数量达到1000 万颗,打一次喷嚏可使周围空气微粒增加 5~20 倍,释放细菌数 5 万~6 万个。

(2)人体表面和衣服能沾染、黏附、携带污染物。

(3)人在洁净室内的各种动作也会产生微粒和微生物。坐着时发尘数为 10 万~250 万个/(人·分)、行走时发尘数为 500 万~1000 万个/(人·分),发菌数为 700~5000 个/(人·分)。所以,进入洁净厂房的人员必须净化。

因此,我国 2010 年修订 GMP 关于人流规划主要关注人员对产品、产品对人员及生产环境的风险。涉及的人员包括:一般员工、生产人员、参观人员、维修人员、管理人员等。从保护产品角度来讲,人流规划措施如下。

(1)洁净厂房要配备对人员进入实施控制的系统,如门禁系统。

(2)洁净厂房应设置人员净化用室(区)。

(3)人员净化用室(区)通常包括换鞋区、存外衣区、洗区、更换洁净工作服间、气锁间、洁净工衣清洗室等。

(4)通常人员在换鞋区、存外衣区、盥洗区内的活动可视为非洁净的操作活动,设置一个房间内分区依次操作,不必设置多个房间。

(5)更换洁净工作服间和气锁间,视产品风险和生产方式等,可分别单独设置亦可合并在一起。合适的气流组织和压差控制是必要的。

(6)非无菌产品生产和无菌产品生产的人员净化用室的具体设计,可参见"辅助区"的内容。

(7)人流与物流不要求一定是完全分开的,但应尽量减少人流与物流的交叉。

(8)对一些人员不宜同时进/出的区域,可配备气锁间以及报警灯系统。

(9)车间人口处宜设置雨具存放处。洁净室(区)与洁净室(区)之间必须设置缓冲设施,人物流走向合理。

5. 压片岗位职责

(1)严格执行《压片岗位操作法》《压片设备标准操作规程》。

(2)负责压片所用设备的安全使用及日常保养,保障设备的良好状态,防止安全事故发生。

(3)认真检查压片机是否清洁干净、清场状态是否符合规定。

(4)严格按生产指令,按规定程序从中间站领取物料,核对物料名称、数量、规格、形状无误,达规定质量要求。

(5)严格按工艺规程和压片标准操作程序进行压片,并按规定时间检查片剂的质量(包括片重、硬度和外观等)。

(6)自觉遵守工艺纪律,监控压片机的正常运行,确保不发生混药、错药或对药品造成污染。压片过程中发现质量问题必须向工序负责人、工艺员及时反映。

(7)认真如实填好生产记录,做到字迹清晰、内容真实、数据完整、不得任意涂改和撕毁,做好交接记录,不合格产品不能进入下道工序。

(8)压片结束,按规定进行物料衡算,偏差必须符合规定限度,否则,按偏差处理程序处理。

(9)按规定办理物料移交,余料按规定退中间站。按要求认真填写各项记录。

(10)工作期间严禁脱岗、串岗,不做与岗位工作无关之事。

(11)工作结束或更换品种时应及时做好清洁卫生并按有关SOP进行清场工作,认真填写相应记录。做到岗位生产状态标识、设备所处状态标识、清洁状态标识清晰明了。

四、实验内容

(一)人员的净化操作

进入一般生产区的人员按以下流程进行更衣操作。

1. 脱(换)鞋　生产区人员进入车间大门后,进入生产车间门厅前,先在门口地垫上蹭干净鞋上的泥沙、尘土等,然后进入门厅。将携带物品(雨具等)存放于门厅内雨具架、柜中。面朝外坐在鞋柜上,将鞋脱下,放在鞋柜内,双脚脱鞋后不得接触地面,抬起双脚,跨过双面鞋柜,转体 180°转身面向内侧,取出一般区工作鞋穿上(非车间人员在此穿鞋套),分别进入男女一次更衣室。

2. **更衣** 进入更衣室后,打开衣柜门,脱去外衣,放入衣柜下层,摘下个人首饰、手表等物品放入更衣柜中。取出置于上层的一般区工作服、工作帽,检查工作服、工作帽完好。按照从上至下的顺序换上一般生产区工作服,取出工作帽,戴好,注意把头发全塞入帽子内,取出工作服(白大衣),穿好,随手关好柜门。

3. **洗手** 进入缓冲间,走到水池旁,卷起袖管,打开龙头,用饮用水湿润双手(流动水)及手腕上 5cm 处皮肤,使用足量的洗手液,双手揉擦直至产生很多泡沫,约 10 秒钟。清洁手指和手指之间,重复此动作直至两只手均清洁。仔细检查手的各部分,并对可能遗留的污渍重新洗涤。然后用饮用水冲净洗手液,最后将手在烘手机下烘干。

4. **进入一般生产区** 一般生产区人员经上述操作后直接进入生产现场。

5. **人员出一般生产区** 人员自一般生产区进入更衣室,按照从下至上的顺序,依次脱去工作服裤子、上衣及帽子,叠好放入更衣柜上层,换上普通服装后,坐到更鞋柜上面向内脱去一般生产区工作鞋,将鞋放入鞋柜中,转体 180°换上普通鞋,走出一般生产区。

进入 D 级洁净室(区)的人员必须经过净化后方能进入洁净室,人员出入非无菌产品洁净室程序见图 8-2。

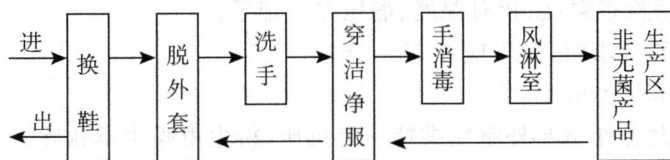

图 8-2 非无菌产品生产区人员净化程序

1. **脱(换)鞋** 脸朝外坐在鞋柜上,将一般区工作鞋脱下,放在鞋柜中。双脚脱鞋后不得接触地面,抬起双脚,跨过双面鞋柜,转体 180°转身面向内侧,取出洁净鞋穿上。

2. **进入一次更衣室** 进入一次更衣室,关好门,脱下一般生产区工作服挂入更衣柜内。

3. **洗手** 用流动的纯化水将手及腕部润湿,让水冲洗双手掌至腕上 5cm 处。

用洗手液反复清洗手部及腕部,相互摩擦,使手心、手背及手腕上 5cm 的皮肤均充满泡沫,约 10 秒钟,应注意对指缝、指甲缝、手背、掌纹处加强搓洗,必要时可用小毛刷刷洗。

翻动双手掌,用肉眼检查双手无可见污迹,若有需要重新清洗。在自动干手器下将手烘干,烘干时双手相互搓动加快烘干速度。

佩戴眼镜者,需要用洗手液洗净眼镜,尤其是眼镜的鼻梁处,然后用纯化水冲洗干净,洗完后用自动烘手器烘干。

干燥后进入二次更衣室。

4. **进入二次更衣室** 进入二次更衣室前,用手肘将更衣室门微开,进入。进入二次更衣室后,按从上到下的顺序更换洁净服。

先将一次性消毒口罩从密封袋中取出,戴好。口罩应罩住口、鼻,在头顶上结口罩带。

从洁净袋内取出洁净的工作服,检查洁净服是否完好,是否在有效期内。

戴上洁净帽,洁净帽应包裹住工作内帽,系好带子。穿上洁净工作服,工作服应穿戴整齐,系好带子,不得敞领、敞袖。

穿上工作裤,将上衣塞进裤腰内,穿上洁净鞋套,工作裤脚应包裹在洁净鞋套内。

将一次性乳胶手套取出并戴好,应将袖口塞进手套内。

衣服穿戴过程中,不可将洁净服碰触地面,以免污染洁净服。

对着镜子检查穿戴是否符合要求,整理好头发、口罩、洁净服。确保头发不外露、口罩掩盖口鼻处,衣服拉链拉好,袖口在手套内。检查合格后到手消毒器处进行消毒。

5. 手部消毒烘干　检查配置过滤后的 75％乙醇是否在有效期内,若在有效期内,将双手对准手消毒器感应部位,使乙醇喷洒至手部及腕部,双手相互揉搓,要求手部及腕部各部位均被消毒,自动干手器下将手烘干,烘干时双手相互搓动加快烘干速度。

6. 进入非无菌产品生产区　用手肘推门进入风淋室,风淋 30 秒后进入生产区,在洁净生产区内,注意保持手的清洁,不能再接触与工作无关的物品,不得裸手直接接触产品。

7. 人员出 D 级洁净区程序　工作结束后,人员退出到二次更衣室,将洁净工作服以先下后上的原则,脱去洁净服裤子,再脱去洁净服上衣,放入相应收衣袋内,统一收集,并挂上"待清洗"状态标识。最后将一次性口罩,一次性手套、一次性消毒头套放入专用垃圾桶中。在一次更衣室换回工作服、工作帽,换一般生产区工作鞋走出 D 级洁净区。

(二)生产前环境检查

进入生产车间后检查温度、相对湿度、静压差并记录。

1. 温度　无特殊要求时,温度应在 18～26℃。

2. 相对湿度　45％～65％。

3. 静压差　压片操作室与外室应维持一定负压,粉尘由吸尘罩排除。无菌房间与非无菌房间、高洁净度与低洁净度房间之间均要维持大于或等于 10Pa,洁净室(区)与室外应维持大于或等于 15Pa 的压差。

(三)生产前现场检查

生产操作前,生产人员必须对工艺卫生及设备状态等进行检查,检查内容如下。

1. 操作间状态检查　检查生产场所是否符合该区域清洁卫生要求,是否有"已清洁"状态标识,检查操作间状态标志;更换品种、规格、批号之前需要有上批商品的"清场合格证副本",检查清场者、检查者是否签字确认,未取得"清场合格证副本"不得进行另一个品种或同品种不同规格或不同批号的生产。

2. 上批遗留物品检查　确保设备和工作场所没有上批遗留的产品、文件与本批产品生产无关的物料,记录检查结果。

3. 设备检查　对设备状态进行严格检查,是否保养,试运行情况是否良好,是否清洁(或消毒)并达到工艺卫生要求,检查合格挂上"合格"标牌后方可使用。正在检修或停用的设备应挂上"检修""停用"或"不得使用"的状态标识。

4. 工具、容器检查　检查工具、容器清洗是否符合标准;检查计量器具是否与生产要求相适应,是否清洁完好,是否有"计量检定合格证",并在检定有效期内,对衡器进行使用前校正;检查操作人员的工作服穿戴是否符合要求。

检查皆合格后,操作人员填写压片生产前检查记录,签名并签署日期。

(四)生产用物料检查

根据批生产指令编制的限额领料单领取实验用空白颗粒,专人领取,并且要计数发放。

领料时需核对物料名称、规格、批号、生产厂家、数量及检验合格证报告单等,核对后需复核物料重量。填写领料记录单,领料人、发料人要在领料单上签字确认,并签署日期。

(五)记录

检查皆合格后,操作人员应填写相应检查记录,签名并签署日期。将检查记录单及"清场合格证副本"纳入批档案之中,并更改生产操作间状态标识,标明所生产产品的名称、批号、数量、时间、操作人等。

(六)片剂的生产

1. 压片机的调试与安装　内容详见任务一。

2. 片剂的生产　安装、调试好设备后,接通电源,打开设备电源开关,加入实验用空白颗粒,按控制键盘上绿色按钮"RUN",慢旋速度调节旋钮,使设备运作速度由"0"至正常生产速度,调整填充量和压力,随时添加物料。压片过程中注意检查硬度、脆碎度、厚度、崩解时限、外观等质量指标,每 15 分钟取样一次,每次取 20 片,进行重量差异检查。

3. 停止片剂生产

(1)慢旋速度调节旋钮,使设备运作速度降至"0",按红色按钮"STOP",关闭设备电源开关,切断电源。

(2)设备使用结束,填写设备运行记录。

压片结束后,称重记录,桶内外各附生产物标签一张,将片剂转至中间站,并填写中间产品递交单,与中间站管理员按中间产品交接程序办理交接。中间站管理员填写中间产品请检单,送质监科请检。

(七)清场

清场是指在药品生产过程中,为了防止药品的混淆和污染,每一个生产阶段完成之后,由实验人员按规定的程序和方法对生产过程中所涉及的设备、仪器、物料等做一清理,以便下一阶段的生产,清场结束后挂上"已清场"状态标识。

(1)本实验操作完毕,实验人员应立即进行清场清洁操作,并将操作间状态标识更改为"正在清场",设备仪器更改状态标识为"清洁中"。如特殊原因不能立即清场清洁,应立即悬挂"待清场"和"待清洁"的状态标志。

(2)拆卸设备各部件。当继续生产的下一批是同样的产品时,在下批开始生产前去除机器上上批残留颗粒和片子。重新生产新产品需彻底清洁压片机。从机器上拆除冲头、模圈和加料器。一次性抹布使用湿润清洁剂擦洗,并用 70% 乙醇或其他消毒剂消毒。

1)将设备上的残余物料略加清理,废料置于废料收集容器中。

2)拆卸料斗、加料器(挡板)。拆除装置用冷(热)水冲洗部件,用冷(热)水和清洁剂刷净,用一次性抹布擦干,也可以放在烘房中干燥。用肉眼检查各部件已洁净、干燥并且没有任何残留物。移动设备到专门贮藏清洁设备的室内,最后用纯化水淋洗一遍。

3)拆卸下冲,卸压后将下导轨圆孔上盖板取下,转动手轮,使下冲从下导轨圆孔中落下。

4)拆卸上冲,将上导轨嵌丝取下,使上冲从上导轨缺口中拔出。

5)拆卸中模,将顶丝松开,打棒依次从下导轨圆孔、下冲具孔穿过,向上敲打中模,将中模从工作台面模孔中打出。

用被清洁剂湿润的一次性抹布擦干净冲头和模圈,擦亮和产品接触的顶头和模圈内部。用 70% 乙醇湿润一次性抹布消毒冲头和模圈。用清洁的一次性抹布擦干冲头和模圈。检查冲头和模圈有没有达到所需的光洁度的要求、有无任何损坏。损坏的冲头和模圈一定要更换。定期检查冲头的长度,要在规定的允许范围内。将冲头和模圈保存在专用的盒子里。将压片机还原至起始操作前状态。

(3)清理所有生产性遗留物,将剩余的物料及压制的素片挂上"待检"状态标识,并移出生产区、运至中间站。经检验、取样合格后发放检验报告书,悬挂"合格"状态标识方可流转(或入库),检验不合格按检验不合格处理规程处理。

(4)清扫压片机及吸尘器内药粉,收集、称重,做好标识,与废片、抽检片一并做污粉处理。

(5)按"压片机清洁标准操作规程"对设备及管道进行清洁,按"托盘天平清洁操作规程"对仪器进行清洁,合格后挂"已清洁"状态标志卡。

(6)废弃的生产性物料应按照"废物垃圾管理规程"处理,已用原辅料的标签、合格证等以及一次性可收集的状态标志物应作为凭证收集归并于批生产记录。

(7)用湿毛巾擦去门窗、内墙面、桌面上的不洁物。

(8)用干毛巾拭去灯具、滤网、开关箱外壳表面的灰尘和药粉。

(9)将生产过程用的容器具、工器具移至容器具洗存间,按"容器具清洁标准操作规程"对容器具、工器具进行清洗,放固定位置。

(10)用扫把扫去地面上的废纸屑、残留物及污物,用拖把擦去地面上污物。

(11)工作完毕后,把使用的扫把、毛巾、拖把送往本区"洁具洗存间",按"卫生洁具清洁标准操作规程"进行洗涤、清洁保存。

(12)清场、清洁结果请班组长或质检人员检查。

(13)所有清场、清洁、检查过程详细记录。

(14)清场结束填写压片岗位的清场记录(正副本)。由 QA 人员或授权人检查合格后由清场人及检查人在清场记录上签名。

(15)压片岗位的清场记录(正本)归入本批产品的批生产记录。压片岗位的清场记录(副本)作为下批产品的清场合格凭证,归入下批产品的批生产记录。

(16)清场、清洁检查合格,由 QA 人员或授权检查人发给"清场合格证"。整理该批压片的生产记录,转交于下一岗位或存放在指定的位置。

任务三　片剂的质量检查

一、实验目的

(1)掌握片剂生产质量控制基本要点。

(2)能够依据 SOP 掌握片剂质量检查项目操作流程。

(3)了解片剂每项质量检查的操作目的。

(4)能够依据标准对检查结果进行计算与片剂质量判断。

二、实验材料

智能片剂硬度计(YD-4 型,天津创新电子设备制造有限公司)、片剂脆碎度仪(CJY-300D

型,上海黄海药检仪器有限公司)、万分之一精密电子天平(FA2004B型,上海精科天美科学仪器有限公司)。

三、实验原理

1. 基本概念

(1)片重差异。每片重量与平均片重之间的差异。在片剂生产中,颗粒的均匀度、流动性以及制备工艺、设备的管理等原因,都会引起片重差异,片重差异检查的目的在于控制片剂重量的一致性,保证用药剂量准确。

(2)脆碎度。片剂的生产、运输等过程中不可避免地会受到震动或摩擦作用,这些因素可能造成片剂的破损,影响应用。片剂脆碎度是反映片剂抗震耐磨能力的指标,也是片剂质量标准检查的重要项目。常用Roche脆碎度测定仪进行测定,Roche脆碎度测定仪又叫磨损度试验器。

(3)硬度。片剂硬度反映片剂的压缩成形性,直接影响片剂的生产、包装、运输及崩解与溶出等过程,因此,在片剂的生产过程中要加以控制。测试硬度有硬度仪,片剂硬度的检测已列为压片工序非常重要的检测项目之一,一般能承受30～40N的压力即认为合格。

2. 实验原理　脆碎度仪检查原理:为一内径约286mm、深度约39mm,内壁抛光,一边可打开的透明耐磨碎料圆筒。筒内有一自中心轴套向外壁延伸的弧形隔片(内径为80mm±1mm,内弧表面与轴套外壁相切),使圆筒转动时,片剂则产生滚动。圆筒固定于同轴的水平转轴上,转轴与电机相连,转速为(25±1)转/分。每转动一圈,片剂滑动或滚动至筒壁或其他片剂上,检查片剂在摩擦及震动时,造成的破损程度。

硬度仪:片剂硬度仪仪器采用高速单片微电脑控制系统,有超强的数据处理能力,自动测试药片的最大、最小、平均、标准差和离散系数报告,结果数据可打印,也可存放在U盘里。片剂硬度仪测试精度高、试验重复性好、读数直观清晰,测量单位:K-N可在软件操作中设置。对药片的硬度、包装药品的包装形式和运输方式的可靠性及片剂的崩解、释放度(即溶出度)的相关实验数据能提供有力的依据。

四、实验内容

1. 片重差异检查

(1)取空称量瓶,精密称定重量;再取供试品20片,置此称量瓶中,精密称定。两次称量值之差即为20片供试品的总重量,除以20,得平均片重(m)。

(2)从已称定总重量的20片供试品中,依次用镊子取出1片,分别精密称定重量,得到每片的重量(m)。

(3)记录与计算。按表8-1规定的重量差异限度,求出允许片重范围(±×重量差异限度)。每片重量与平均片重相比较,按药典规定,超出重量差异限度的药片多于2片,或超出重量差异限度的药片虽不多于2片,但其中1片超出限度的1倍,均判为不符合规定。例如,以0.3g作为平均片重,合格限位0.285～0.315g,如有两片以上超过合格限0.015g或有一片重量差异超过合格限0.03g,即为不符合规定(表8-1)。

表 8-1 片剂重量差异限度

平均片重或标示片重	重量差异限度
<0.3g	±7.5%
≥0.3g	±5%

注意事项

(1)在称量前后,均应仔细查对药片数。试验过程中,应避免用手直接接触供试品。已取出的药片,不得再放回供试品原包装容器内。

(2)检出超出重量差异限度的药片,宜另器保存,供必要时的复核用。

(3)糖衣片应在包衣前检查片芯的重量差异,符合规定后方可包衣。包衣后不再检查重量差异。

(4)薄膜衣片在包衣后也应检查重量差异。

(5)同一个实验应使用同一台天平进行称量,以免因称量而产生误差。

(6)保持天平内部清洁,必要时用软毛刷或绸布抹净或用无水乙醇擦净。

2. 片剂脆碎度检查 片重为 0.65g 或以下者取若干片,使其总重约为 6.5g;片重大于 0.65g 者取 10 片。用吹风机吹去脱落的粉末,精密称重,置圆筒中,转动 100 次。取出,同法除去粉末,精密称重,减失重量不得过 1%,且不得检出断裂、龟裂及粉碎的片。本试验一般仅做 1 次。如减失重量超过 1% 时,可复检 2 次,3 次的平均减失重量不得过 1%,并不得检出断裂、龟裂及粉碎的片。

注意事项

(1)如供试品的形状或大小使片剂在圆筒中形成不规则滚动时,可调节圆筒的底座,使与桌面呈约 10°角,试验时片剂不再聚集,能顺利下落。

(2)对易吸水的制剂,操作时应注意防止吸湿(通常控制相对湿度小于 40%)。

3. 片剂硬度检查 取 7 片测定硬度,设定硬度仪的参数单位为 N·cm,每一次测量需要将仪器中的碎片和粉末扫尽。测试完毕,关掉电源,将仪器打扫干净。硬度在 40～70N 内为合格。

注意事项

(1)测量前,显示屏若显示 1～2N 数字,等待显示屏显零。

(2)片剂测量时,将药片平放托盘中心位置,主动刀头前进,当药片破碎时显示屏显示片剂刻度值,并保持数秒,主动刀头后退。

(3)使用时避免跌碰影响精度。

(4)每次测试需要将刀头上的碎片、粉末擦拭干净。

(5)仪器适宜在周围环境温度为 -40～60℃,相对湿度 ≤80% 的场合使用。

五、片剂制备过程中可能出现的问题及解决办法

1. 片重差异

(1)颗粒粗细分布不匀,压片时颗粒流速不同,导致充填到中模孔内的颗粒粗细不均匀,如粗颗粒量多则片轻,细颗粒多则片重。此时,应将颗粒混匀或筛去过多细粉,控制粒径分布范围。

（2）如有细粉黏附冲头而造成吊冲时,可使片重差异幅度较大。此时,下冲转动不灵活,应及时检查,拆下冲模,清理干净下冲与中模孔。

（3）颗粒流动性不好,流入中模孔的颗粒量时多时少,引起片重差异过大而超限。应重新制粒或加入适宜的助流剂如微粉硅胶等,改善颗粒流动性。

（4）颗粒分层。应减小粒度差。

（5）较小的药片选用较大颗粒的物料引起片重差异超限。应选择适当大小的颗粒。

（6）加料斗被堵塞,此种现象常发生于黏性或引湿性较强的药物。应疏通加料斗、保持压片环境干燥,并适当加入助流剂解决。

（7）物料容器内物料存储量差异大,控制在50%以内。

（8）加料器不平衡或未安装到位,造成填料不均。

（9）刮粉板不平或安装不良导致片重差异超限。应进行调平。

（10）带强迫加料器的,强迫加料器拨轮转速与转台转速不匹配。解决方法:调一致。

（11）冲头与中模孔吻合性不好,例如,下冲外周与模孔壁之间漏下较多药粉,致使下冲发生"涩冲"现象,造成物料填充不足。对此,应更换冲头、中模。

（12）下冲长短不一、超差,造成充填量不均。解决办法:修差,控制在$\pm 5\mu m$以内。

（13）下冲带阻尼的,阻尼螺钉调整的阻尼力不佳。此时应重新调整。

（14）充填轨道磨损或充填机构不稳定。应更换或稳固。

（15）追求产量,转台转速过快,填充量不足。特别是压大片时,要适当降低转速,以保证充填充足。

（16）压片机震动过大,结构松动,装配不合理或重新装配,压片机设置压力过大,应减小压力。

2. **碎脆度**

（1）设备的影响。

1）高速搅拌制粒机。主要是将片剂物料放入设备中,经过切割刀的切割以及搅拌桨的混合搅拌,颗粒在此作用下被挤压,在不断地滚动的过程中,形成完整的颗粒,通常对颗粒的要求为致密并且均匀,但是如果在此过程中,搅拌速度超过匀速,产生的细粉则会增多,进而其脆碎度比较大,但是如果搅拌速度低于匀速,则会产生颗粒大小不一的现象,这同样对片剂脆碎度有着不利的影响。

2）流化床制粒。要注意空气的流量,如果流量比较大,其空气湿度也会相应有所增加,所以片剂颗粒会产生比较多的细粉,则片剂脆碎度比较大;在空气流量比较小的状态下,片剂物料悬浮状态不稳定,因此,将导致片剂不均匀,在这种情况下,依然会出现片剂脆碎度比较大的现象。因此,一般情况下,如果颗粒大小一致,而且具有良好的均匀性,则片剂脆碎度相对来说比较小。

3）厢式干燥器。这种干燥设备因为干燥过程中,其中的水分不均匀现象比较明显,因此,片剂脆碎度相对比较大。

4）高效沸腾干燥机。这种干燥设备与箱式干燥机不同,水分比较均匀,因此,片剂脆碎度相对来说比较小。

（2）物料性质的影响。

1）原辅料的晶型。药物生产工艺不同,则晶型不同。立方晶系的结晶对称性好、表面积大,压缩时易于成型,脆碎度较小。鳞片状或针状结晶容易形成层状排列,所以压缩后的药片容易裂片,脆碎度较大。需要经粉碎工序粉碎,过程中打破晶体降低脆碎度。

2)原辅料的粒度。有些结晶型药物,粒度大小不一,制粒时应经过充分的粉碎再制粒,得到的颗粒粒度越小,越有利于制粒,相应的其脆碎度也较小。

3)原辅料的压缩成型性。有些原辅料在受到外加压力时,产生较大的弹性变形,从而瓦解片剂的结合力,容易发生松片,进而影响脆碎度。可以通过增加黏合性的辅料,保持颗粒水分含量范围,以及使用可压性强辅料等途径,改善物料的可压性。

(3)不同工艺参数的影响。

1)黏合剂的使用。在制粒过程中选择适宜的黏合剂及黏合剂用量是非常重要的,制出来的颗粒以"轻握成团,轻压即散"为准,有利于减小产品的脆碎度。

2)湿混合时间。物料在制粒机内进行湿混合时,要控制好混合时间。时间过短,物料与黏合剂混不匀,部分松散颗粒会造成脆碎度不合格,应优化工艺,选择合适的湿混合时间。

3)水分控制。物料制粒后一般需要干燥,而干燥后的水分为关键控制参数,很大程度上决定了脆碎度的大小。水分过小,则颗粒较干,颗粒黏结力不强,脆碎度较大;水分过大,则容易黏冲,故应根据不同产品制定不同的水分范围,一般为 3%～5%。

4)润滑剂的用量。常用的润滑剂如硬脂酸镁为疏水性物质,在正常使用范围内,对片剂的成型影响不大。若剂量过大,则会减弱颗粒间的结合力,在压片过程中容易引起松片、裂片,进而造成脆碎度不合格。可适当减少润滑剂的用量加以克服。

5)整粒的粒度控制。整粒的粒度大小对脆碎度有直接的影响。若细粉过多,则颗粒黏合力不强,容易造成脆碎度不合格;且粉末中部分空气若不能及时逸出而被压在片剂内,当压力解除后,片剂内部空气膨胀造成裂片,也会影响脆碎度。

3. 硬度

(1)药物粉末太粗大是影响片剂硬度的直接因素。粉末太粗大,在压片时颗粒间的间距大,降低了颗粒的内聚力,不易成型,降低了片剂的硬度。因此,生产片剂用的粉末细度必须在100 目以上。

(2)生产含有大量挥发油、脂肪、蜡脂成分的片剂时,压片时易引起不易成型、松片、脆碎度大、硬度差,因该类成分能降低颗粒间的内聚力,生产时应除去挥发油或采用石蜡脱脂等方法,使颗粒中的油脂含量减少,增加内聚力,提高片剂的硬度、减小脆碎度。

(3)药物或辅料中含有纤维,如动物甲壳类、矿物药材,这类药材弹性大、塑变性强、黏性小,很难压制成型,且会降低片剂的硬度。因此,在实际生产中,要先用一定方法处理,如采用适当溶媒溶解,或用碱处理(甲壳类),将这类药材中的有效成分制成浓缩液或其他形式,然后按片剂工艺生产,可以大大提高颗粒的可压性,降低颗粒弹性,增强片剂硬度。

(4)软材颗粒的粗细也影响片剂的硬度。片剂颗粒的粗细,是由片剂的片重及片剂的直径决定的,一般讲相对大片可用相对较大颗粒来压片,反之,只能用小颗粒来压片。在生产中如果颗粒太粗就会降低颗粒的内聚力,引起松片,降低片剂硬度,若中药颗粒太细小,就会造成流动差,以致颗粒在冲模孔的充填量不足而引起松片,从而降低成品硬度。

(5)颗粒的硬度直接影响片剂的硬度。硬度适中的颗粒是保证片剂硬度的前提,松散的颗粒不易压制成片,硬度更差,在实际生产中,为了保证颗粒的硬度适当,对可压性差、含一定量纤维的原辅料,就要选用黏性较强的黏合剂,如糊精、蔗糖等。如此便能大大提高颗粒的硬度,增强片剂的硬度,但要有一定的经验基础,严格控制黏合剂的用量,以免因颗粒太硬引起片剂麻面、花斑、崩解时限延长或不合格等不良现象。

(6)颗粒的水分含量是影响片剂硬度的另一个重要因素,颗粒中的水分对片剂的成型和质量有着很重要的作用。相对彻底干燥的中药颗粒弹性大,可塑性小,不能压片,适当的水分能增强颗粒的可塑性及黏性,减小弹性,从而增加片剂的硬度,颗粒中水分含量太高,会造成黏冲、松片等,使片剂硬度降低,颗粒中水分含量因品种不同而控制在不同的范围,一般控制在2%～7%。

(7)润滑剂的品种及用量也影响片剂硬度。在实际生产中,根据实际情况选用润滑剂或采用多种润滑剂联合使用,以改变颗粒流动性差,填充不足而引起的片剂硬度不够,同时也可改善片剂的外观。

(8)制造机械原因也是引起片剂的硬度不足不可忽视的因素。一般有 3 个方面的因素。①压片机的转速太快,片剂受压时间相对很短,引起松片硬度降低,此时,应减慢机械转速,延长片剂受压时间,提高硬度。②压片机压力不够,引起松片硬度下降,增加压片机的机械压力可以解决。③所用冲头长短不齐(多发生在混冲时),片剂所受压力就不同,受压小的片剂硬度下降,此时,应停机更换冲头。

第三部分

实践与应用

项目九　药品生产车间实训

任务一　参观制药企业

一、实践目的

(1)熟悉人员进出药品生产车间的程序。

(2)了解制药企业的总体布局以及生产车间的设计和布局。

(3)了解《药品生产质量管理规范(2010 年修订)》对于厂房和设施、人员卫生等的相关规定。

(4)认识制药企业中现代化的药品生产设备。

二、实践指导

《药品生产质量管理规范(2010 年修订)》中对制药企业厂房的选址和布局以及人员进出生产区做了相关规定。

(一)厂房与设施

(1)厂房的选址、设计、布局、建造、改造和维护必须符合药品生产要求,应当能够最大限度地避免污染、交叉污染、混淆和差错,便于清洁、操作和维护。

(2)应当根据厂房及生产防护措施综合考虑选址,厂房所处的环境应当能够最大限度地降低物料或产品遭受污染的风险。

(3)企业应当有整洁的生产环境;厂区的地面、路面及运输等不应当对药品的生产造成污染;生产、行政、生活和辅助区的总体布局应当合理,不得互相妨碍;厂区和厂房内的人流、物流走向应当合理。

(4)应当采取适当措施,防止未经批准人员的进入。生产、贮存和质量控制区不应作为非本区工作人员的直接通道。

(二)人员卫生

(1)参观人员和未经培训的人员不得进入生产区和质量控制区,特殊情况确需进入的,应当事先对个人卫生、更衣等事项进行指导。

(2)任何进入生产区的人员均应按照规定更衣。工作服的选材、式样及穿戴方式应当与所从事的工作和空气洁净度级别要求相适应。

(3)进入洁净生产区的人员不得化妆和佩戴饰物。

(4)生产区、仓储区应当禁止吸烟和饮食,禁止存放食品、饮料、香烟和个人用药品等非生产用物品。

(5)操作人员应当避免裸手直接接触药品、与药品直接接触的包装材料和设备表面。

三、参观内容

(一)了解制药企业概况以及 GMP 实施情况,参观药厂的总体布局

(二)进入生产车间

人是洁净区中最大的污染源,人员进入洁净区,必须按照一定程序进行净化,避免对药品造成污染。

1. 人员进出非灭菌产品、可灭菌产品生产区的净化程序

(1)存放个人物品。检查鞋底,放好雨具。

(2)换鞋。①坐在横凳上,在更鞋柜外侧脱下自己所穿鞋子,弯腰,用手把鞋子放入横凳外侧鞋架内。②坐在横凳上转身180°,弯腰在横凳内侧的鞋架内取出过渡鞋,穿上(注意不要让双脚着地),进入一次更衣室。

(3)一次更衣。按性别进入相应更衣室,脱去外衣,将外衣和私人物品放入更衣柜内,关柜门。

(4)洗手。在流动水下,使双手充分淋湿。取适量洗手液,均匀涂抹至整个手掌、手背、手指和指缝。认真揉搓双手,应注意清洗双手所有皮肤,包括指背、指尖和指缝,洗至手腕上 5cm 处。具体揉搓步骤如下。①掌心相对,手指并拢,相互揉搓。②手心对手背沿指缝相互揉搓,交换进行。③掌心相对,双手交叉指缝相互揉搓。④弯曲手指使关节在另一手掌心旋转揉搓,交换进行。⑤右手握住左手大拇指旋转揉搓,交换进行。⑥将 5 个手指尖并拢放在另一手掌心旋转揉搓,交换进行。在流动水下彻底洗去清洁剂,直到无滑腻感为止。用肘弯推关水开关,将手掌伸至烘手机下 8～10cm 处,上下翻动双手掌,直到双手掌烘干为止。

(5)二次更衣。用手肘顶开二次更衣室门,进入后关门。换上工作鞋(步骤同上)。在洁净工作服架内取出洁净工作服袋,取出洁净工作帽戴上,使帽子覆盖住全部头发;取出洁净工作衣,穿上并拉上拉链;取出洁净工作裤穿上,裤腰束在洁净工作衣外;取出一次性口罩戴上,注意口罩要罩住口、鼻。对镜检查穿戴情况。

(6)手消毒。用手肘打开缓冲室门,在自动乙醇喷雾器前伸双手掌至喷雾器下 10cm 左右处,喷雾器自动开启,翻动双手掌,使消毒液均匀喷在双手掌上各处,挥动双手,让消毒液自然挥发干。

(7)进入洁净区。消毒完毕,进入缓冲间站立片刻后,再进入洁净区。

(8)离开洁净区。人员出洁净区时,按上述相反程序。

人员进出非灭菌产品、可灭菌产品生产区净化程序见图 9-1。

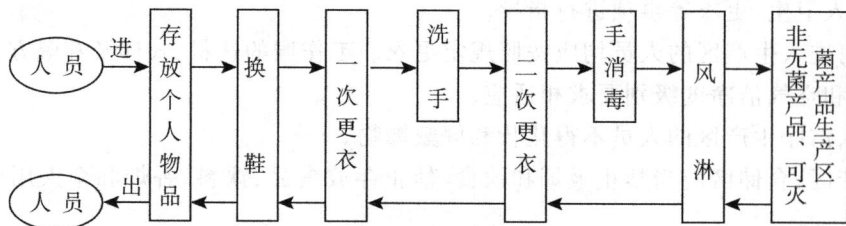

图 9-1　人员进出非灭菌产品、可灭菌产品生产区净化程序

2. 人员进出不可灭菌生产区的净化程序（图 9-2）

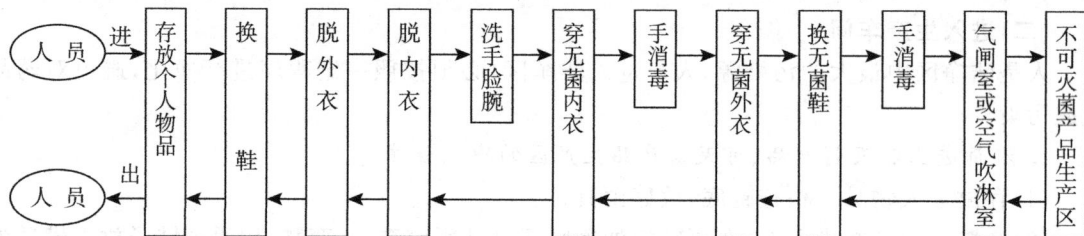

图 9-2　人员进出不可灭菌生产区净化程序

（三）参观药品生产车间的设计和布局

（四）参观常用剂型的生产工艺及制药设备

四、思考题

（1）《药品生产质量管理规范（2010 年修订）》规定的药品生产的洁净区分为哪几个级别？如何保持生产车间的洁净度以符合级别要求？

（2）进入生产车间时，一次更衣室和二次更衣室之间的门，二次更衣室和缓冲间之间的门可以同时打开吗？为什么？

任务二　药品生产清场

一、实践目的

（1）掌握药品生产清场常用清洁剂、消毒剂的配制。

（2）掌握制药设备清洁流程。

（3）熟悉药品生产清场的目的。

二、实践指导

药品生产一般是以批为单位间断进行的。由于不同批次药品往往使用同一设备和场所，如设施不洁净，会造成相互污染和混淆。因此，《药品生产质量管理规范（2010 年修订）》规定每批药品的每一生产阶段完成后必须由生产操作人员清场，并填写清场记录，以免药品生产过程中发生污染和混淆。

《药品生产质量管理规范(2010年修订)》规定药品生产应当按照详细规定的操作规程清洁生产设备。生产设备清洁的操作规程应当规定具体而完整的清洁方法、清洁用设备或工具、清洁剂的名称和配制方法、去除前一批次标识的方法、保护已清洁设备在使用前免受污染的方法、已清洁设备最长的保存时限、使用前检查设备清洁状况的方法,使操作者能以可重现的、有效的方式对各类设备进行清洁。如需拆装设备,还应当规定设备拆装的顺序和方法;如需对设备消毒或灭菌,还应当规定消毒或灭菌的具体方法、消毒剂的名称和配制方法。必要时,还应当规定设备生产结束至清洁前所允许的最长间隔时限。已清洁的生产设备应当在清洁、干燥的条件下存放。

三、实践内容

(一)常用清洁剂、消毒剂的配制

药品生产车间常用清洁剂的种类:洗手液、洗衣粉、洗洁精、1%氢氧化钠溶液等。

常用的消毒剂的种类:75%乙醇溶液、0.1%新洁尔灭溶液、2%甲酚皂溶液、1%双氧水溶液等。溶液的配制多采用溶解法和稀释法,稀释法所用公式为:

$$V = C_1 \times V_1 / C$$

V. 需使用浓溶液的体积;C. 浓溶液的浓度;C_1. 欲配稀溶液的浓度;V_1. 欲配稀溶液的体积

1. 洗洁精的配制　少许洗洁精加适量的水稀释成溶液。

2. 1%氢氧化钠溶液的配制　取氢氧化钠10g,加纯化水至1000ml,配制成1000ml的溶液即可。如需增加或减少配制量,则按比例增加或减少。

3. 75%乙醇溶液的配制　取95%乙醇789ml,加纯化水1000ml,稀释成75%的乙醇溶液,置干燥容器内密闭保存。如需增加或减少配制量,则按比例增加或减少。

4. 0.1%新洁尔灭溶液的配制　取1%新洁尔灭溶液50ml加纯化水至500ml,稀释成0.1%的新洁尔灭溶液,置干燥容器内密闭保存。如需增加或减少配制量,则按比例增加或减少。

5. 2%甲酚皂溶液的配制　取50%甲酚皂溶液20ml加纯化水至500ml,稀释成2%的甲酚皂溶液,置干燥容器内密闭保存。如需增加或减少配制量,则按比例增加或减少。

6. 1%双氧水溶液的配制　取30%双氧水溶液10ml加纯化水至300ml,稀释成1%的溶液,置干燥容器内密闭保存。如需增加或减少配制量,则按比例增加或减少。

以上溶液配制时,如采购的消毒剂浓度与上述不一致,则按照稀释公式进行计算配制。

(二)制药设备的清洁和消毒

三维运动混合机的清洁和消毒

[清洁、消毒频次]

(1)生产前、生产后进行清洁、消毒。

(2)更换品种、规格、批号时必须彻底清洁、消毒。

(3)一个星期或更长时间后必须彻底清洁、消毒。

(4)设备维修后必须彻底清洁、消毒。

［清洁工具］

洁净布、毛刷、清洁盆、吸尘器等。

［清洁剂和消毒剂］

清洁剂：稀释过的洗洁精。

消毒剂：75％乙醇溶液。

［清洁方法］

（1）使用前。用75％乙醇溶液消毒混合桶的内壁及部件。

（2）使用后。

1）将混合桶处于出料位置，松开加料口卡箍，取下卡箍和平盖。

2）刷洗清除卡箍和平盖表面粉垢，用纯化水冲洗干净。

3）用吸尘器吸净混合桶内药粉。

4）用湿洁净布清洁混合桶各表面污迹，粉垢堆积处用毛刷、清洁剂刷洗清除粉垢。

5）用洁净布蘸75％乙醇溶液消毒混合桶内壁以及其他与药料直接接触的表面及部件，自然干燥。

四、思考题

药品生产清场的目的是什么？若没有按规定进行及时有效的清场，将有何危害？

任务三　药品生产物料管理

一、实践目的

（1）掌握药品生产中物料管理的相关制度。

（2）了解《药品生产质量管理规范（2010年修订）》中与物料管理相关的要求。

二、实践指导

物料是指用于药品生产的原料、辅料以及包装材料等。物料是药品生产的物质基础，质量合格的物料是生产出符合质量标准的产品的前提，而规范的物料管理可以把药品生产中混淆、差错和污染的风险降到最低。

《药品生产质量管理规范（2010年修订）》对于药品生产中的物料管理做了相关的规定。

（1）生产区和贮存区应当有足够的空间，确保有序地存放设备、物料、中间产品、待包装产品和成品，避免不同产品或物料的混淆、交叉污染，避免生产或质量控制操作发生遗漏或差错。

（2）应当建立物料和产品的操作规程，确保物料和产品的正确接收、贮存、发放、使用和发运，防止污染、交叉污染、混淆和差错。物料和产品的处理应当按照操作规程或工艺规程执行，并有记录。

（3）物料接收和成品生产后应当及时按照待验管理，直至放行。

（4）物料和产品应当根据其性质有序分批贮存和周转，发放及发运应当符合先进先出和近效期先出的原则。

三、实践内容

(一)物料交接

(1)车间工艺员根据生产计划,填写领料单,交由领料人员送达仓库。

(2)仓库管理员根据领料单备料,仓库管理员和领料人员进行物料的交接,核对无误,在领料单上签字。

(3)物料从仓库提取出来,操作人员将物料转运到相应的物料进出洁净区通道的脱外包间。

(4)外包装清洁或脱外包。

1)可脱外包装的原辅料,在脱外包间脱去最外层包装,检查内包袋表面是否清洁,如不清洁用饮用水抹净,再用75%乙醇或2%甲酚皂溶液擦拭表面(注意不能弄湿里面的物料)。

2)不可脱外包装的原辅料,在脱外包间用吸尘器吸除物料包装物表面灰尘或用湿抹布擦净物料包装物表面污物,再用75%乙醇或2%甲酚皂溶液擦拭表面。

(5)转入缓冲间,将物料转入缓冲间内的洁净小车内,转运小车和人员退出缓冲间。转运物料时缓冲间的门严禁同时打开,注意随手关门,以保持缓冲间洁净空气压差,预防污染。

(6)物料在缓冲间内净化20分钟后,接料人员进入缓冲间,将物料转入车间内物料暂存区。

(二)物料清理

药品生产过程中的物料种类繁多,若不进行及时清理,则存在污染、混淆、变质的风险。物料的清理需对生产车间的物料按需要和不需要区分开,并对需要的物料进行整理和暂存,对不需要的物料进行清除。

1. 物料的整理和暂存

(1)各类物料按规定分别存放在与物料种类、批次、数量相适应的暂存间、中转(间)站,其他区域不得存放物料。

(2)各类物料按品种、批号分开码放整齐,并建立物料标识卡,注明物料的名称、规格、批号、数量等内容。

(3)对物料采取有效的防护和隔离措施。确保盛装物料的容器或包装袋清洁,加盖或封口严密;固体、液体物料分别存放;有不良气味、易串味或挥发性的物料单独存放;采用隔离栏、隔离绳或隔离区等隔离措施。

(4)严格控制物料的储存条件和储存期限。合理安排生产计划,尽量缩短物料在车间的存放时间,避免存放时间过长影响物料质量。对暂时不使用的物料包装完好后退回仓库保管。

2. 废弃物的清理

(1)生产过程中产生的污物、废弃物应及时清理分类装入废弃物暂存容器内塑料袋中,扎紧袋口,封盖。

(2)各工序每班生产结束后,各操作间生产人员清洁工作现场,将产生的废弃物装入废弃物暂存容器内塑料袋中,扎紧袋口,封盖,用洁净抹布蘸消毒剂对废弃物暂存容器表面擦拭消毒。

(3)生产人员将废弃物集中后从废弃物通道传出洁净区。

(三)物料退库

1. 原辅料退库

(1)未打开内包装的原辅料。将原辅料重新套上原来的外包装袋,并封口;在每袋原辅料上贴上标签,签上封条人姓名,并标明合格或不合格。

内包装袋已被打开或已被使用部分的原辅料。对每袋原辅料称重后封口,并套上外包装袋,封口,在每袋原辅料上贴上标签,注明原辅料品名、批号、重量,签上封条人姓名、日期,并标明合格或不合格。

原辅料不合格时,应标明不合格项目。

(2)转运至仓库,与仓库管理员办理退库手续。

2. 包装材料退库

(1)内包装材料。将内包装材料称重计量,装入洁净的塑料袋内,扎紧袋口,塑料袋上贴上标签,标明物料名称、规格、数量、日期等,退料人在标签上签名。

外包装材料。纸箱清点数量并捆扎好,做好标志;标签清点数量,用纸捆扎好,写上数量、名称、规格,签上封条人姓名;其他包装材料如瓶子、胶塞、塑料塞、空白纸盒等合格的不退库,不合格的需标明不合格项目,进行退库。

(2)转运至仓库,与仓库管理员办理退库手续。

四、思考题

(1)制药企业生产过程中涉及的物料包括哪些?

(2)物料在车间暂存需标识哪些信息? 标识的目的是什么?

项目十　静脉药物配置中心实训

任务一　医嘱的接收和审核操作

一、实训目标

(1)掌握医嘱的结构和内容。

(2)掌握四查十对的内容。

(3)熟悉处方制度。

(4)学会医嘱信息的审核。

二、实训内容

(1)打开电脑,接收病区医嘱。

(2)审核医嘱。

1)医嘱是否完整,包括病区、床号、住院号、患者姓名和年龄以及入院诊断等。

2)药品的名称、规格等是否正确。

3)审核处方药品的剂量、用法和配伍是否合理。

（3）如处方有问题，及时联系处方医师并协同解决，但不得擅自修改医嘱。

（4）确认发药后，由电脑程序自动生成该病区的标签（静脉输液配置单）。

（5）审核标签内容的完整性，包括病区、床号、住院号、患者姓名和相关信息，药名、规格和剂量等。

（6）打印标签，将标签按患者、病区分类集中好后交给排药人员。

三、思考题

（1）处方的结构和内容是什么？

（2）《处方管理办法》对处方权限的规定是什么？

（3）四查十对的内容是什么？

任务二　排药和准备操作

一、实训目标

（1）掌握静脉药物配置的工作流程。

（2）熟悉编批次原则，学会安排配置计划。

（3）学会排药操作。

二、实训内容

（1）根据静脉输液配置单，正确选择和分配药品，去除外包装，清洁和消毒外表面，传递到排药间。

（2）从审方药师处接收静脉输液配置单。

（3）确定每一位患者的每一袋输液的批次，一般分为 3～4 批，每个批次原则上不超过 750ml。

1)第 1 批。bid、tid、qid 输液的第一袋，如不满 500ml 则应加 qd 输液。

2)第 2 批。为第 1 批剩下的所有 qd 输液。

3)第 3 批。为 bid、tid、qid 输液的第二袋，应在下午配置。

4)第 0 批。为不加药的输液或性质不稳定需病区加药的输液。

（4）将配置单按病区、加药类别、冲配次序加以分类。

（5）不同批次的冲配药品用不同标识的篮子存放，同一批次采用相同标识的篮子。

（6）根据标签指令，正确地将标签贴到输液袋上，按不同的批次放入相应标识的塑料篮内。

（7）按标签上标示的药品名称、规格、数量准确地排药，并放入该塑料篮内。

（8）在静脉输液配置单上签名。

（9）审方药师应再次核对配置单及篮内的药品，确保无误，并签字确认。

（10）把装有药品的篮子通过传递窗传到配置间，待配置。

三、思考题

试述静脉药物配置中心的工作流程。

任务三　进出洁净区人员消毒、更衣规程

一、实训目标

(1)掌握无菌概念。

(2)熟悉静脉药物无菌配置的意义。

(3)熟悉人员进出洁净区的规程。

二、实训内容

1. 进入控制区　配置中心工作人员首先在更衣室内换上工作衣和工作鞋、戴上工作帽后方可进入控制区,工作帽必须盖住所有头发。

2. 进入洁净区

(1)一次更衣。

1)首先在更衣室内换上工作衣和工作鞋。

2)去除手及手腕上的所有饰物。

3)对双手和手臂进行消毒。

(2)二次更衣。

1)穿好经灭菌的洁净鞋套。

2)穿上选好的连体无尘无菌服,保证衣服不要接触地板,工作帽必须穿戴整齐,尽量减少毛发、裸露皮肤的暴露。戴上一次性口罩。

3)跨过长凳,选择一次性手套并戴上,并用乙醇消毒手套。

3. 出洁净区

(1)临时外出。

1)脱下洁净鞋套,脱下连体服,并挂在挂钩上,出洁净区。

2)将一次性手套、工作帽和口罩丢入更衣室外的污物桶内。

3)重新进入洁净区必须按照相关的更衣程序进入洁净区域。

(2)工作结束。

1)将脱下的连体服放入更衣室内指定的运送箱里送去清洗。

2)将一次性手套、工作帽和口罩丢入更衣室外的污物桶内。

3)洁净鞋应每天在指定的水槽内清洗、消毒。

三、思考题

静脉药物无菌配置的意义是什么?

任务四 普通静脉药物的配置

一、实训目标

(1)掌握普通静脉药物的无菌配置操作规程。

(2)学会层流净化工作台的使用。

(3)了解开放窗口的含义。

二、实训内容

(一)配置前准备

(1)配置操作前 30 分钟,按操作规程启动洁净间层流洁净工作台,并确认其处于正常工作状态。用 75%乙醇无纺布从上到下擦拭层流洁净台内部的各个部位。

(2)核对标签内容与篮子内的药品是否相符。

(3)用 75%乙醇消毒输液袋的加药口后放置在层流工作台的中央区域。

(二)普通静脉药物的无菌配置

(1)撕开一次性注射器的外包装,旋转针头连接注射器,确保针尖斜面与注射器刻度处于同一方向。将注射器垂直放在层流工作台的内侧。

(2)从安瓿中抽吸药液,加入输液袋中。

1)75%乙醇消毒安瓿瓶颈,对着层流台侧壁打开安瓿,不要对着高效过滤器打开,以防药液溅到过滤器上。将打开后的安瓿放在注射器的同一区域,距离 5cm。

2)注射器针尖斜面朝上,靠在安瓿瓶颈口,拉动针栓,抽吸药液。将药液通过加药口注入输液袋中,摇匀;整个过程应注意保持处于"开放窗口"。

注意:如只抽吸部分药液,则必须有标识注明。

(3)溶解西林瓶中的药物,加入输液袋中。

1)75%乙醇消毒西林瓶口,放在注射器的同一区域,距离 5cm。

2)注射器抽吸适量相溶的溶解注射液,针尖斜面朝上,挤压西林瓶口的胶塞,再将针筒竖直、穿刺胶塞,注入溶解液,振荡直至溶解完全。

3)抽吸药液,将药液通过加药口注入输液袋中,摇匀。整个过程应注意保持处于"开放窗口"。

(4)若有 2 种以上粉针剂或注射液需加入同一输液时,必须严格按药品说明书要求和药品性质顺序加入。

(5)将配置好的输液袋、空西林瓶、安瓿放入篮子内(注意避免扎破输液袋),核对无误后在输液袋标签上签字确认。

(6)通过传递窗将已配置好的输液袋送出,经药师核对。

(三)配置结束后清场

(1)输液调配操作完成后,应立即清场,用清水或 75%乙醇无纺布擦拭台面,除去残留药液,不得留有与下批输液调配无关的药物、余液、注射器和其他物品。

(2)每天调配完毕后,按本调配操作规程的清洁消毒操作程序进行清洁消毒处理。

参考文献

[1]　国家药典委员会.中华人民共和国药典(二部).北京：中国医药科技出版社,2015.

[2]　国家药典委员会.中华人民共和国药典(四部).北京：中国医药科技出版社,2015.

[3]　张琦岩.药剂学.2版.北京：人民卫生出版社,2013.

[4]　陈钢,田燕.药剂学实验.北京：科学出版社,2017.

[5]　郝艳霞.药物制剂综合实训.北京：化学工业出版社,2012.

[6]　孟胜男.药剂学实验指导[M].北京：中国医药科技出版社,2016.

[7]　药品生产质量管理规范.中华人民共和国卫生部令第 79 号,2011.

[8]　张健泓.药物制剂技术.2版.北京：人民卫生出版社,2013.

[9]　张健泓.药物制剂技术实训教程.北京：化学工业出版社,2009.

[10]　庄义修.中药前处理技能综合实训.北京：人民卫生出版社,2009.

[11]　中华人民共和国卫生部.医务人员手卫生规范.WS/T 313-2009,2009.

[12]　姚茂斌.关注药品生产过程中的物料管理[J].中国药事,2005,22(6):446-447.

党的二十大精神进教材提纲挈领

习近平总书记在党的二十大报告中指出："教育、科技、人才是全面建设社会主义现代化国家的基础性、战略性支撑。"这充分说明教育、科技、人才对于发展的重要性。

药剂学是药学、药品经营与管理、药物制剂技术等专业的核心课程，是思政教育的主要载体，肩负着制备良心药、放心药、守护人民健康的重任。《药剂学实验操作技术》作为实验实践课程，是课堂理论教学的必要补充，是落实课程育人、促进学生成长成才、培养社会主义建设者和接班人的必要途径之一。

本教材在建设过程中坚持以立德树人为根本任务，注重学思结合、知行统一，致力培养学生勇于探索的创新精神、善于解决问题的实践能力。

课程思政教学案例

序号	知识点	案例	思政建设目标
1	第一部分 项目一　实验室安全与管理 任务四　环保与个人防护	绿色发展促生态 宣传《职业病防治法》人人有责	美丽中国建设 人与自然和谐共生，绿色低碳发展 绿水青山就是金山银山
2	第一部分 项目二　液体制剂的制备	第一个中成药酊剂——藿香正气水	卫药文化、科学精神、文化自信
3	第一部分 项目三　灭菌制剂与无菌制剂的检查	柴胡注射剂——太行根据地诞生的第一支注射针剂 抗战时期晋察冀军区柴胡注射剂研制	艰苦奋斗、抗战精神
4	第一部分 项目四　固体制剂的制备 任务三　硬胶囊剂的制备	守正创新，连花清瘟抗新冠肺炎作用明确	守正创新、科学精神
5	第一部分 项目四　固体制剂的制备 任务四　片剂的制备与质量检查	张克让与中国中药史上第一粒片剂——银翘解毒片	艰苦奋斗、创新精神、科学精神
6	第一部分 项目七　药物制剂新技术	二十大代表陈玲玲：做生物"暗物质"的"解码人"	爱国精神、科学精神；深刻理解坚持教育优先发展、科技自立自强、人才引领驱动，加快建设教育强国、科技强国、人才强国
7	第二部分　综合性实训 项目八　片剂的生产与质量检查综合实训	二十大代表谭艳芳：中药味儿里透着"火药味儿"	平凡岗位上争创不平凡的业绩；树立企业现代化管理意识
8	第三部分　实践与应用 项目九　药品生产车间实训	制药企业现代化数字化生产	深化职业理念和职业道德教育 科学精神、创新精神；大国工匠精神
9	第三部分　实践与应用 项目十　静脉药物配置中心实训	基于机器视觉及深度学习的静脉药物调配机器人药瓶识别	创新实践提升静脉药物配置准确度